高等卫生职业教育创新实验（训）教材

组织胚胎学病理学实验指导

主　编　刘安丽　张海林
副主编　李　娜　龚阿芳　徐海瑛
编　者（以姓氏笔画排序）
　　　　王婷婷　郑州澍青医学高等专科学校
　　　　刘安丽　郑州澍青医学高等专科学校
　　　　孙天然　郑州澍青医学高等专科学校
　　　　孙彦宜　郑州澍青医学高等专科学校
　　　　李　娜　郑州澍青医学高等专科学校
　　　　肖亚利　郑州澍青医学高等专科学校
　　　　张海林　郑州澍青医学高等专科学校
　　　　陈壬寅　郑州大学第一附属医院
　　　　徐海瑛　郑州澍青医学高等专科学校
　　　　龚阿芳　郑州澍青医学高等专科学校

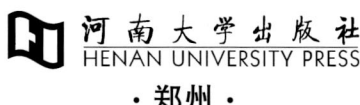

河南大学出版社
HENAN UNIVERSITY PRESS
·郑州·

图书在版编目(CIP)数据

组织胚胎学病理学实验指导/刘安丽,张海林主编.--郑州:河南大学出版社,2022.9
ISBN 978-7-5649-5337-9

Ⅰ.①组… Ⅱ.①刘…②张… Ⅲ.①人体组织学-人体胚胎学-实验②病理学-实验 Ⅳ.①R329.1-33 ②R36-33

中国版本图书馆 CIP 数据核字(2022)第 178396 号

策划编辑	阮林要
责任编辑	阮林要
责任校对	张雪彩
封面设计	史林英

出版发行	河南大学出版社		
	地址:郑州市郑东新区商务外环中华大厦 2401 号	邮编:450046	
	电话:0371-86059750(高等教育与职业教育分公司)		
	0371-86059701(营销部)		
	网址:hupress.henu.edu.cn		
排　版	郑州宁昌印务有限公司		
印　刷	郑州新海岸电脑彩色制印有限公司		
版　次	2022 年 9 月第 1 版	印　次	2022 年 9 月第 1 次印刷
开　本	787 mm×1092 mm　1/16	印　张	11.5
字　数	245 千字	定　价	42.00 元

本书如有印装质量问题,请与本社联系调换。

编审委员会名单

主 任 委 员 王左生　孟宪锋　徐玉芳
副主任委员 王　晨　潘守政　江开春　贺　生
委　　　员 王丙申　侯小丽　任　文　李福琴
　　　　　　　张佩琛　严　巍　王宪龄　高洪君
　　　　　　　李　省　廖仲夏　齐　蕊

前 言

医学是一门实践性很强的学科,组织胚胎学与病理学更是医学实践教学环节中主干课程,在无数次实践研究中探索人体微细结构和相关功能,为临床医生提供防病治病的依据。为了使高职高专医学生理论与实践的有机结合,培养动手操作能力和实践水平,提升形态学实验教学质量和整体人才培养水平,以适应医学教育改革和时代发展需求。由树人出版社策划组织编写了"医学实验实训指导"系列教材,《组织胚胎学病理学实验指导》即是这套系列教材中的一本。

本实验教材是由郑州澍青医学高等专科学校组胚与病理教研室全体教师和有关行业专家共同编写。在编写中,本着创新性和实用性的原则,以"符合人才培养需求,体现教育教学改革成果,确保教材质量,形式新颖创新"为指导思想,体现"五性"(思想性、科学性、先进性、启发性、适用性),注重以学生为中心,以能力培养为目的,强调在理解和掌握知识的基础上的实践和应用。

全书共分三篇,分别是组织胚胎学、病理学、常用实验技术等内容。本教材具有以下特点。

1.弘扬医学情怀,突出课程育人　在教材编写的过程中,目标培养明确,实验设计注重课程育人功能,融合课程思政元素,引导学生精神,提升思想政治水平,增加专业鼻祖效应,引导学生注重医德修养,使学生在学到专业知识的同时,树立正确的人生观、价值观和世界观。

2.比较学习,纵览全貌　基于组织胚胎学和病理学这两门学科的高度相关性和实验手段的相近性(实验内容多需借助显微镜完成),我们按照教学的先后顺序将实验指导融为一册,供教师和学生使用。在编写中做到教材内容由浅入深、循序渐进,正常异常互相渗透、能用够用、便捷易懂。在使用这部教材时,可充分利用该书所涉及内容高度关联性的优势,对相关学科的知识点进行比较性探讨,差异中分析,从而达到一书在手,纵览全貌(医学形态实验相关内容)。

3.注重能力培养,突出专业特色　编写中基本内容重点突出,了解内容简明扼要,表述言简意赅,案例规范。设计有针对性的启发式提问,穿插有知识拓展、研究进展、案例分析,使章节与理论教材相对应,与临床使用相链接,便于巩固所学知识提升学习效果。

4.强化医教协同,突出执业应用　本教材邀请临床专家共同编著,注重吸收组织胚胎学和病理学的新知识、新技术、新方法,以及产教融合新成果,将临床典型案例引入,让学生带着问题去学习讨论和探究,提高学生的学习兴趣和学习积极性。

5.纸数融合,立体呈现(拓阔视角)　本教材应用纸数融合的形式将纸质教材和数字资源融合对接起来,通过扫描章节中二维码,实现数字资源随时、随地、及时便捷的学习。

在本书编写过程中,参考了其他出版社及知名专家、学者的相关教材和图片资料,特此向原作者表示衷心的感谢!并对网络资料供参考摘录的原创者们致以深深的敬意!虽经多方努力,但由于编者能力和水平的限制,书中可能存在不足与疏漏,敬请使用本书的教师、同行和广大读者多提宝贵意见和建议,以便今后进一步修改和完善。

刘安丽　张海林
2022 年 3 月 9 日

目 录

绪 论 ··· 001

第一篇 组织胚胎学 ··· 007
 项目一　实验室规则和显微镜的使用 ·· 009
 项目二　上皮组织 ·· 013
 项目三　结缔组织 ·· 018
 项目四　肌组织 ··· 024
 项目五　神经组织 ·· 027
 项目六　心血管系统 ··· 031
 项目七　免疫系统 ·· 035
 项目八　内分泌系统 ··· 040
 项目九　呼吸系统 ·· 044
 项目十　消化系统 ·· 048
 项目十一　泌尿系统 ··· 054
 项目十二　男性生殖系统 ··· 058
 项目十三　女性生殖系统 ··· 062
 项目十四　感觉器官 ··· 066
 项目十五　皮肤 ··· 072
 项目十六　胚胎学总论 ·· 077

第二篇 病理学 ·· 085
 项目十七　细胞和组织的适应、损伤与修复 ··· 087
 项目十八　局部血液循环障碍 ··· 092
 项目十九　炎症 ··· 099
 项目二十　肿瘤 ··· 107

项目二十一　心血管系统疾病 ····················· 120
项目二十二　呼吸系统疾病 ······················· 129
项目二十三　消化系统疾病 ······················· 136
项目二十四　泌尿系统疾病 ······················· 141
项目二十五　女性生殖系统与乳腺疾病 ··············· 147
项目二十六　内分泌系统疾病 ····················· 151
项目二十七　传染病与寄生虫病 ··················· 154

第三篇　常用实验技术 ························· 161
项目二十八　尸体剖验 ·························· 163
项目二十九　活体组织检查 ······················· 165
项目三十　细胞学检查 ·························· 170
项目三十一　常规病理学技术 ····················· 172

参考文献 ································· 175

绪 论

【导语】

实验室不是歇息的驿站,实验课也不是避风的港湾。
她是团队协作的场地,更是验证理论的方法手段。
她的内容是学生技能培养的脚本,实验中更能贴近学子才能的展现!

组织胚胎学病理学实验指导是实践性较强的学科,它包括组织胚胎学和病理学两门学科实验内容,都是以光学显微镜和电子显微镜为工具研究人体微细形态结构。组织胚胎学研究人体正常的微细结构,而病理学研究人体疾病状态下形态结构的变化。因此,两门学科彼此之间有着高度的关联性。两门学科的学习不仅要求学生具有扎实的理论基础,也要求学生具有较强的动手能力和严谨的科学态度。组织胚胎学病理学的研究内容是在解剖学的基础上从宏观向微观发展、从正常形态结构向异常的形态结构、从正常生理功能向病理状态演变的一个动态发展过程。

一、实验目的

组织胚胎学与病理学两部分实验,是通过实验中观察幻灯、课件、大体标本、组织与病理切片和病例讨论等,使得学科知识相互渗透,用发展的观点认识正常与异常状态下机体形态、功能、代谢的动态演变。本实验课程的总体目的有三个方面:一是通过形态学观察认识各种正常组织和病变组织,以及正常与病变之间的演变,并理解疾病的发生和发展规律;二是使观察标本得到的感性认识和自己所学的理论知识联系起来,使标本和切片有机地结合起来,即使理论知识得到进一步理解和巩固,也使自己所学的知识在实验课中得到进一步的升华;三是培养学生的拓展思维、动手操作、解决问题、适应社会的综合能力。总之,实验课使理论密切联系实际,更好地理解和掌握基本理论、基本知识,并通过实验加强基本技能的训练,从而提高学生分析和解决问题的能力,为专业课学习打下坚实基础。

二、实验方法

(一)大体标本的观察方法

大体标本是取自动物、人体尸体解剖或外科手术取下来的脏器或组织,通常用10%

福尔马林液固定并封存在标本瓶中的标本。

大体标本的观察需要注意以下这些方面：

1.首先辨认是什么脏器和组织。

2.注意脏器的大小、外形、颜色、质地、表面、状况(有无被膜、有无结节、有无炎性渗出物、是否光滑、色泽等)，空腔脏器还应注意腔是否扩大或变小？壁变薄或增厚？腔内有无内容物及性质如何？

3.注意观察病灶的特征如病灶的位置、分布(弥漫或单个)、大小(以长×宽×高表示或实物表示，单位用厘米)、形状、颜色(注意出血区多变成黑色)、质地以及周围组织的关系(界限是否清楚，周围组织有无破坏等)。

(二)切片的观察方法

实验观察所用的切片多经石蜡切片和染色制作而成，一般用苏木素-伊红染色，即HE染色，其观察方法如下。

1.先用肉眼观察切片外形和颜色。

2.然后用低倍镜全面观察切片，辨认是什么组织(实质脏器由外向内，空腔脏器由内向外逐观察)，有哪些基本结构及特点；若是病理组织切片，需要找出病变所在，注意病变的性质、分布以及与周围组织的关系等。

3.用高倍镜进一步观察组织、细胞的结构特点；若是病理组织切片，需要观察病变的微细结构或个别细胞的形态结构。

4.根据所观察到的病变，把模型、大体标本与组织切片相互联系，结合临床综合分析，做出相应判断。

(三)动物实验

动物实验是在动物身上复制人类疾病模型，用以探讨疾病的发生发展规律。实验过程中应注意观察动物的变化，记录实验结果，并进行分析，最后写出实验报告。

(四)线上线下学习与病例讨论

目前学校有网络在线平台的微课、视频、动画、幻灯片、课件等教学资源。病例讨论主要是通过形态结构的变化联系功能，联系临床表现，借以培养同学们的临床思维能力和解决问题的能力。

三、实验注意事项

1.实验前必须复习与实验内容有关的理论知识，预习实验指导，了解实验内容与要求。

2.实验时严肃认真，按实验指导仔细观察标本，及时书写实验报告。

3.自觉爱护教学标本，所有标本均来之不易，是历届教师心血的结晶。看大标本时，不要横放倒置；切片不要夹在书本内，转高倍镜时勿用力过猛，以免压碎切片。

4.示教用切片不得擅自移动，以免影响其他同学观察。

5.实验前后由各小组长领取和送回切片,如有损坏或遗失,照价赔偿。
6.遵守实验规则,实验结束,进行清洁整理后方可离开实验室。

四、组织切片的一般制作方法

(一)制片方法

组织制片方法有多种,大体可归纳为两种,即切片法和非切片法。基本原理是用固定剂固定组织、细胞,保持其微细结构;将其制成薄片,然后用不同的染色方法增加各部分的色差;在显微镜下观察组织、细胞的形态结构,或利用化学、物理方法显示组织细胞的某些化学成分,并进行形态、化学成分的定量分析。主要制片方法有以下几种。

1.切片法　此制片法是组织学研究中应用最广泛的基本方法。根据所用的支持物质不同,切片方法可分为石蜡包埋切片、火棉胶包埋切片和冰冻切片,尤以石蜡包埋切片最常用。石蜡和火棉胶包埋切片制作过程中,组织需经过取材、固定、脱水、透明、石蜡或火棉胶包埋、切片、染色和封固等步骤。而冰冻切片法是用冰冻代替了石蜡或火棉胶包埋的步骤。此法需将处理后标本用切片机切成 $3\sim5\ \mu m$ 的薄片。

2.涂片法　把人体内液态的组织成分如血液、骨髓、精液、阴道脱落细胞等直接涂抹在载玻片上,经固定和染色制成组织标本。

3.铺片法　将膜状组织结构如大网膜、肠系膜、皮下疏松结缔组织、神经丛等结构成分伸展后平铺于载玻片上,经固定、染色和封固等步骤制成组织标本。

4.磨片法　将坚硬的组织,不经脱钙而直接磨成薄片,不染色或经过染色后,封固制成标本,如骨磨片、牙磨片等。

5.压片法　将小块组织经药物处理、染色后,用盖玻片压平于载玻片上制成标本,如运动终板、肌梭等,用以观察其结构的整体形状。

6.分离法　把组织块浸入化学药品分离液内,分解细胞间质,使细胞分离,再染色和封固制成组织标本,可观察单个完整的细胞,如肌纤维、神经元等。

7.血管注射法　将卡红、普鲁士蓝、墨汁等染料加明胶配制成染色液注入血管内,然后取材、固定、包埋、切片和封固制成标本,如肝、肾、肺、小肠等血管注射切片标本,以观察这些器官的血管分布特点。

8.整体装片法　将很小的动物或早期胚胎,经固定、染色和封固制成标本,如鸡胚整体标本,以观察胚体的表面立体形态特征。

9.活体法　指光镜下直接观察活细胞或组织的形态和运动状况的标本,如精子运动、纤毛运动等。

(二)染色方法

在自然状态下绝大多数组织是无色、不透明的,通过染色使组织细胞内不同的结构或成分染上不同颜色,提高组织内各种结构和成分的分辨率。组织染色方法很多,如 HE 染色法、镀银染色法、Wrigh 染色法等,经苏木素-伊红染色(HE 染色)最常用,通常称之为普通染色或常规染色,除此以外的其他染色则称为特殊染色。

(三)石蜡包埋切片与 HE 染色法

组织制片中最常用的方法是石蜡包埋切片,染色方法最常用为 HE 染色法。其具体操作步骤如下。

1.取材　材料愈新鲜愈好,机体死亡 2 小时后,组织可能会发生不同程度的自溶。组织块厚度不应超过 0.5 cm,组织块过大、过厚都不利于固定剂的渗透,会影响效果。组织学取材应注意标本结构的完整性,应包括组织或器官的全层,不同的组织器官还应考虑标本结构的方向性。

2.固定　为防止组织发生自溶和死亡的变化,需将组织块放入固定液内固定,常用的固定液有 10%甲醛水溶液(福尔马林)、无水乙醇等。固定时间一般 3~24 小时。

3.浸洗　固定后须经流水或乙醇洗涤,直至组织内的固定剂洗净为止,一般约 24 小时。

4.脱水　经过 50%、70%、80%、90%、95%、100%各级乙醇脱水,每级为 2~6 小时,其目的在于除去组织中的水分。

5.透明　组织脱水后,浸入二甲苯内直至透明为止,使组织中的乙醇被透明剂取代后才能浸蜡包埋,一般为半小时至 2 小时,透明后组织在阳光下呈半透明状,无白芯。

6.浸蜡　将组织浸入温热熔融的石蜡(56~60 ℃)内浸透数小时,通常为 2~4 小时,有的组织块不易渗入石蜡(如肺、眼球、整体胚胎等),可用负压浸蜡法,即将熔蜡杯置于与真空泵相连的容器内。抽出组织块中的气体,利于石蜡的浸入。

7.包埋　首先在包埋器内倒入熔蜡,再用细镊轻夹组织,使拟切的组织面朝下,放正摆平。待石蜡凝固后,拆开包埋框。

8.切片　用切片机将含有组织的蜡块切成厚度 4~6 μm 薄片。

9.贴片与烘干　将蜡片光滑面朝上漂于温水中,待蜡片展平,组织上无皱褶,捞于洁净载玻片上。甩去水分,放置到烤箱内(55~60 ℃)烤片 3 小时左右。

10.染色　未经染色的组织是透明无色的,在显微镜下不易区分其结构,因此常根据组织成分的化学性质,采用不同的染料进行染色。染色方法最常用为 HE 染色法。

(1)二甲苯 10 分钟,除去石蜡。因染料为水溶性,因此必须把组织切片上的石蜡用二甲苯溶去。

(2)各级乙醇,经过降级浓度(梯度下行)的酒精使组织复水才能进行染色,即 100%、95%、90%、80%、70%乙醇各 3~5 分钟。

(3)蒸馏水洗 5 分钟,洗去乙醇。

(4)苏木精液染 5~10 分钟,苏木精为碱性染料,使细胞核和细胞质中的核糖体等酸性物质染成紫蓝色。

(5)0.5%盐酸乙醇分化数秒。

(6)自来水洗,使组织发蓝。显微镜下观察,细胞核蓝色适中,细胞质和结缔组织无色为宜。

(7)伊红液染1分钟。伊红是酸性染料,使细胞质和细胞外基质中的碱性成分染成红色。

(8)水洗数秒,以洗去浮色。

(9)用各级乙醇脱水,70%、80%、90%、95%、100%各2~3分钟。

(10)二甲苯10分钟,使标本透明。

(11)封固,用布擦去组织周围的二甲苯,滴一滴中性树胶于组织上。取清洁盖玻片,轻轻放在树胶上,避免产生气泡。

染色结果:细胞核和细胞质内的嗜碱性物质呈蓝紫色,细胞质、其他嗜酸性物质、胶原纤维及红细胞呈红色或粉红色。

五、切片观察注意事项

观察者对每张切片都应遵循基本操作规范,即先用低倍镜将切片全部观察一遍,然后选择适当的视野转高倍镜仔细观察。

显微镜下看到的形态、结构往往和文字中描写的情况不完全一致,大致的原因有如下几种。

1.由于功能状态不同,其形态结构可能产生差异,如腺细胞一般呈立方形,但充满分泌物时,细胞可转为柱形;分泌物完全排出时,则可变成低立方形,甚至是扁平形。

2.由于切面关系,在立体结构不同切面上,其形态结构不可能全部一样。在理论讲解时,总是以全面的、立体的观点加以介绍,但在实际观察切片时,由于切面限制,只能看到立体结构的一个切面。

3.由于染色的限制,在理论上所描述的组织结构不能用HE染色显示出来,而要通过各种特殊染色才能加以补充显示,如肥大细胞、神经原纤维、小肠内的嗜银细胞等。

4.由于人工假象的干扰,活细胞或组织在制样过程中会受到某些因素的影响,如脂肪细胞的脂滴被溶解后形成空泡、软骨细胞的皱缩现象、组织结构之间的裂隙以及染料渣、刀痕、气泡等都属于人工假象,观察时应注意加以识别。

六、实验报告的要求

1.实验报告包括对大体标本和组织切片中病变的描述,分析诊断依据及病变发展规律。目的在于培养学生观察、分析和表达的能力,也是教师了解学生学习情况的一条途径。因此,学生必须认真地完成作业,按时上交给指导教师审阅。

2.形态描述和绘图要真实、客观,分析诊断依据要有针对性,不可按课本内容照搬,要有严谨的科学态度和作风。

3.文字要简练,书写要工整,绘图要准确,图注要简洁。反对马虎草率,敷衍了事。指导教师对不符合要求或存在较大错误的报告,可令其重作。

七、实验室规则

1.遵守实验室的学习纪律,不迟到、早退。

2.尊敬师长,友爱同学,礼貌待人。

3.专心实验,认真思考,不做与实验无关的事,不喧闹,不妨碍他人学习。

4.爱护公物,节约水电,保护仪器、标本及切片,如有损坏或缺失,须及时报告负责教师,根据情节,应酌情赔偿。实验结束,须清点、整理好标本切片。

5.实验室实行卫生值日制。每次实验完毕后,由值日组学生负责实验室的清洁、整理及最后检查,并关好水电开关、门窗。

(刘安丽　徐海瑛)

第一篇 组织胚胎学

项目一
实验室规则和显微镜的使用

【导语】

显微镜下看人体,风景幕幕显神奇。
解析人体微结构,探秘疾病发源地。

【实验目的】

1. 掌握光学显微镜的使用方法。
2. 熟悉光学显微镜各个部分的结构与功能、实验室基本规则。
3. 了解显微镜的发展史以及其在临床和科研中的作用。
4. 熟练操作显微镜观察各种标本切片。

【实验器材】

1. 光学显微镜和数码互动系统
2. 洋葱根尖有丝分裂组织切片(示例切片)

【实验内容与方法】

(一)实验室规则

1.实验室是实验教学的重要场所,每位学生都应维持实验室的环境,包括安静的学习环境以及整洁的卫生环境。学生进入实验室后,严禁喧哗、打闹,不准带食物和饮料进入实验室,不准随地吐痰、乱扔纸屑杂物,不准做与实验课程无关的事情。

2.学生必须按时上实验课,不能迟到、早退和旷课。进入实验室之前需按不同专业要求着装,未按要求着装者不得进入实验室。不带与实验课无关的东西进入实验室。

3.上实验课之前,学生应认真阅读实验指导书,预习实验课相关内容,如实验目的、实验原理、实验操作步骤等。

4.在上实验课过程中,学生应认真听讲,服从授课教师的指导,严格遵守实验室规章制度,并按正确的实验步骤操作,认真观察、记录和绘图,遇到不懂的问题积极请教指导教师。

5.使用仪器设备时,必须严格遵守操作规程,不得擅自进行拆分、修理仪器,以免造成仪器的损坏。如果仪器设备发生故障,应及时报告老师排除故障,并认真填写"仪器设备使用登记本",损坏仪器设备或者组织切片应主动说明原因,进行登记后按照实验室规章制度进行赔偿。

6.实验结束后应认真分析实验中出现的问题,实事求是地按要求完成实验报告,并做好仪器设备的复位工作,不得将实验室仪器、设备、切片标本等实验室物品带出室外。分配值日生打扫室内卫生,关好水、电、门窗等,得到实验指导教师的许可后才能离开教室。

(二)普通光学显微镜简介

光学显微镜是组织学和胚胎学实验课的重要工具,只有按正规的操作方法,熟练、正确地使用显微镜,才能保证实验课的顺利进行。各种类型的光学显微镜,其结构大致相似,都可以分为机械部分和光学部分两个部分。

1.机械部分

(1)镜座:显微镜的最下方,用以稳定和支持显微镜,连接电源和信号输出线。

(2)镜柱:镜座和镜臂间相连的直立短柱。镜柱下方有调节螺旋,左侧有带锁紧套,右侧有电源开关和电源调光旋钮,前方有聚光镜升降器和载物台。

(3)镜臂:连接镜柱的倾斜短臂,其上连接物镜转换器和目镜镜筒等。

(4)调节螺旋:位于镜柱下端的左右两侧,由粗细两种螺旋同轴相套组成,都可调节焦距,但两种调节螺旋的使用情况不同:转动粗调螺旋时可快速调节焦距,将物象收入视野,多在低倍镜调焦时使用;转动细调螺旋时缓慢调节焦距,用作比较精细的调节,使物象更加清晰,多在高倍镜、油镜调焦时使用。

(5)载物台:为方形台面,位于镜柱的前方,用于放置标本。台子中央有通光孔,靠近镜柱一边有金属片夹,用于固定标本,台子的正下方有推进器调节螺旋,可前后左右四个方向移动玻片,从而调整标本的位置。

2.光学部分

(1)光源:为电光源,其亮度可通过调光旋钮调节。

(2)聚光镜:位于载物台的下方,可以聚集光线,增强视野亮度。聚光镜可通过其旁边的小旋钮来调节聚光镜的高度,上升时可增强视野亮度,下降时可减弱视野亮度。聚光镜下有光圈,通过光圈上的金属拨柄可以扩大或者缩小光圈,也可以调节亮度。

(3)物镜:装在物镜转换器上,共有四个镜头,包括两个低倍镜头(4×、10×)、一个高倍镜头(40×)、一个油镜头(100×)。镜头倍数越大,镜头越长,直径越小,并且用不同的颜色代表不同的镜头,方便识别。

(4)目镜:不同类型的目镜放大倍数不同,安装在镜筒上,一般情况下,为10×镜头,显微镜的放大倍数为目镜放大倍数和物镜放大倍数的乘积。

(5)摄像头:在显微镜的最上端,可以将显微镜视野的图像转变成数字信号向电脑传输,是数码互动系统必不可少的部分。

(三)光学显微镜的使用方法

1.调整显微镜位置 调整显微镜位置时需要一手握住镜臂,一手扶着镜座,移动显微镜至方便、舒适观察的位置。显微镜不可悬空于桌面,距桌沿大于 10 cm 为宜。实验结束后应将显微镜推向桌内归位。

2.对光 打开电源开关,旋转物镜转换器,使低倍镜头正对通光孔,调节调光旋钮,通过目镜观察,使视野均匀明亮,亮度适中。如果视野偏暗,明暗不均或者是模糊时,可从以下几个方面检查并做适当处理。①目镜是否对正?②光圈开的大小是否合适?③聚光镜的高低如何?④目镜、物镜、聚光镜是否有污渍?

3.置片 肉眼识别玻片的正反面(有盖玻片的一面为正面),将正面朝上放置于载物台上,用片夹夹好,转动推进器调节旋钮,使标本移至通光孔空正上方。

4.低倍镜观察 打开锁紧套,两眼从侧面观察,用粗调节螺旋,将玻片与低倍镜镜头的距离调至 0.5 cm 左右,然后从目镜观察,转动粗调节螺旋,使载物台下降至视野中出现物像为止。若物像偏离视野,可用推进器移至视野中央。然后再用细调节螺旋微调,使物像更清晰。

5.高倍镜观察 先用低倍镜调整焦距,观察清楚,并将放大的部位移至视野的中央,压下锁紧套,然后再缓慢转动螺旋盘,使高倍镜头对准通光孔,只需适当地转动细调节螺旋,就可得到清晰的图像。注意,在使用高倍镜时,禁止用粗调螺旋,以免损坏玻片和物镜。

6.油镜观察 先用低倍镜观察,将欲放大的部分置于视野的中央,然后在玻片的标本处滴加一滴香柏油,从侧面观察,转动油镜头正对通光孔,使油镜头浸入油中,再从目镜中观察,转动细调节螺旋直至清晰图像。油镜使用结束后,一定要用擦镜纸和擦镜液擦净油镜头上的香柏油。

(四)显微镜使用的注意事项

1.使用显微镜前,首先查看显微镜的部件有无缺损,是否松动,并填写显微镜的使用记录。

2.使用显微镜过程中,不得随意的扳动、互换显微镜或互换镜头。不得擅自的拆卸显微镜。如果发现显微镜的部件松动或者是损坏,应及时报告进行维修。

3.在使用显微镜的过程中,应维护显微镜清洁,发现显微镜污损,要及时做清洁,各种镜头的污损,也会影响物像的清晰程度。

4.在使用显微镜时,要严格地按照正确的操作步骤来使用。

5.对组织切片的观察应按照肉眼、低倍、高倍的顺序。切勿放置标本后,立即用高倍镜观察,以免调焦困难。

6.要防止误将高倍镜头浸入油中。

【知识拓展】

显微镜的发明

显微镜是人类 20 世纪最伟大的发明物之一。在它发明出来之前,人类关于周围世界的观念局限在用肉眼,或者靠手持透镜帮助肉眼所看到的东西。

显微镜把一个全新的世界展现在人类的眼前,人们第一次看到了数以百计的"新的"微小动物和植物,以及从人体到植物纤维等各种东西的内部构造。显微镜还有助于科学家发现新物种,有助于医生诊断疾病。

最早的显微镜是16世纪末期在荷兰制造出来的,发明者是荷兰眼镜商亚斯·詹森和荷兰科学家汉斯·利珀希,他们用两片透镜制作了简易的显微镜,但并没有用这些仪器做过任何重要的观察。

后来有两位科学家开始在科学研究上使用显微镜。第一个是意大利科学家伽利略。他通过显微镜观察到一种昆虫后,第一次对它的复眼进行了描述。第二个是荷兰亚麻织品商人列文虎克(1632—1723年),他不仅学会了磨制透镜,而且还第一次描述了许多肉眼所看不见的微小植物和动物。

1931年,恩斯特·鲁斯卡通过研制电子显微镜,使生物学发生了一场革命。这使得科学家能观察到像百万分之一毫米那样小的物体。1986年他被授予诺贝尔物理学奖。

【实践作业】

1. 实践项目　调查医院中检验科和病理科使用的显微镜类型,科研中使用的显微镜种类与医院中使用的显微镜有何不同。

2. 实践目的　增加学生对显微镜类型和用途的了解,提高学生实践调研能力。

3. 实践方案　走进医院使用显微镜的科室,调查医院中使用的显微镜种类和型号,并写出书面资料。收集科研中使用的显微镜种类,与医院中使用的显微镜进行比较。做出显微镜重要作用的宣传小视频。

4. 实践报道或学生总结　查阅文献资料,分析讨论显微镜的类型及其临床应用,并分组汇报。

(孙彦宜)

项目二

上皮组织

【导语】

蒙娜丽莎看着你,她看到的只是你的上皮组织。

【实验目的】

1. 掌握上皮组织的结构特点和分类。
2. 熟悉被覆上皮的形态结构特点。
3. 了解上皮组织的特殊结构。

【实验器材】

1. 光学显微镜和数码互动系统
2. 组织切片　上皮组织的组织切片与染色方法见表2-1。

表2-1　上皮组织的组织切片与染色方法

组织切片名称	染色方法
蛙肠系膜铺片	硝酸银浸染
人甲状腺切片	HE染色
猫小肠切片	HE染色
人气管切片	HE染色
猴食管切片	HE染色
猫膀胱切片	HE染色

【实验内容与方法】

(一) 单层扁平上皮

1. 肉眼观察　在膜状铺片上着色不均,肠系膜为着色浅的部分,其中的血管则呈深棕色粗细不等、纵横交叉的纹理。

2.低倍镜观察 选择标本透亮的部分,可见黄色背景上显现黑色网格。细胞为不规则形或多边形,相邻细胞间有波纹状黑线相隔,此即为硝酸银染成黑色的细胞间质。细胞质浅黄,细胞核呈椭圆形,位于细胞中央。

3.高倍镜观察 可见细胞排列紧密,外形呈不规则、大小相近的多边形,上皮细胞界限呈棕黑色波浪状或锯齿状的条纹,互相嵌合。细胞核轮廓呈圆形或椭圆形,较透亮,位于细胞中央。转动显微镜细螺旋时,还可以看到上面或下面出现另一层细胞,这是因为肠系膜由两层扁平上皮组成(图2-1)。

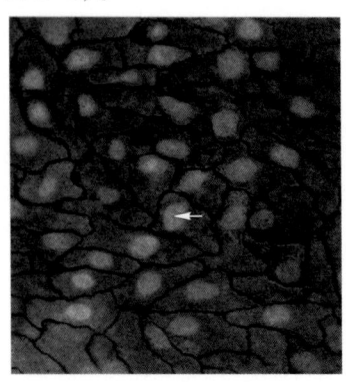

图2-1 单层扁平上皮镀银染色

(二)单层立方上皮

1.肉眼观察 粉红色的大片组织是甲状腺,着紫色的小块椭圆形组织是甲状旁腺。

2.低倍镜观察 可看见切片中有许多由蓝色"线条"围成的、大小不一的甲状腺滤泡,滤泡腔内含有红色胶状体,滤泡壁由单层立方上皮组成。

3.高倍镜观察 滤泡壁上皮细胞呈立方形,细胞核圆形,位于中央,细胞界限不甚清楚。滤泡壁是由许多上皮细胞组成。低倍镜下所看到的蓝色"线条"实质上是上皮细胞细胞核的集合。细胞核大而圆,位于细胞中央,着色较深,可见核仁。细胞呈立方形,其靠近胶质的一面是游离面,对侧为基底面,有基膜相连。

(三)单层柱状上皮

1.肉眼观察 切片为长条形,染为紫蓝色的部分是小肠壁的黏膜层。

2.低倍镜观察 小肠是一个中空性器官,在管腔面可见很多不规则的突起及团块状结构,绒毛表面即是单层柱状上皮。绒毛会切成不同的断面,多见的是横切、斜切和纵切。小肠黏膜伸出许多较长的指状突起,为小肠绒毛。绒毛表面即是单层柱状上皮。

3.高倍镜观察 单层柱状上皮细胞排列整齐,细胞界限不清楚。细胞核呈长椭圆形或杆状,众多的细胞核紧密排列成一层,位于细胞基底部。上皮细胞游离面有一层深红色薄膜,侧面观为一条红线,即纹状缘。上皮细胞之间夹有色浅的杯状细胞,其外形似高脚酒杯,细胞核上部的胞质内有个圆形或椭圆形的空泡区,其核为深蓝色,位于细胞底部较窄处(图2-2)。

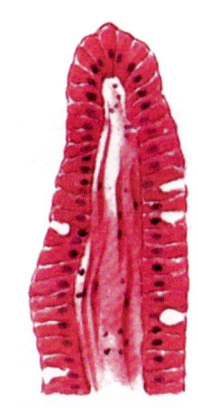

图 2-2　单层柱状上皮

(四)假复层纤毛柱状上皮

1.肉眼观察　气管横断面为环状结构,被覆腔面的薄层蓝紫色边缘是假复层纤毛柱状上皮,其深层着紫蓝色的半环状结构是软骨。

2.低倍镜观察　上皮的游离面和基底面都很平整,细胞核的高低不一致。上皮的游离面可见一层淡染的带状结构,是密集的纤毛。

3.高倍镜观察　上皮细胞界限不清楚,细胞的游离缘可见一根根的纤毛,假复层纤毛柱状上皮由柱状纤毛细胞、锥细胞、梭形细胞组成,其间夹杂有蓝色或浅蓝色的杯状细胞。因细胞高低不等,所以核的位置呈现参差不齐,貌似复层,实为单层。上皮基底部可见明显的基膜,呈红色窄带状(图 2-3)。

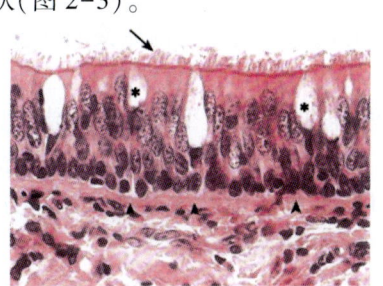

图 2-3　假复层纤毛柱状上皮高倍
箭头示纤毛　　星号示杯状细胞

(1)柱状细胞:数量最多,呈柱状,顶端可达上皮的游离面。细胞核较大,位置较高,呈椭圆形,染色较浅,细胞表面有一排清晰而整齐的纤毛,故亦称为纤毛细胞。

(2)杯状细胞:位于其他上皮细胞之间,形似高脚酒杯,其顶部膨大,底部较细窄。顶部常被染成淡蓝色或空泡状,空泡是因为杯状细胞所产生的分泌颗粒(黏原颗粒)在制片过程中被溶解所致。细胞核位于底部较窄的部分,呈扁圆形或三角形,着色较深。

(3)梭形细胞:细胞两端尖细中间较粗,核呈长椭圆形,位于细胞中央。

(4)锥形细胞:位于上皮基部,核小染色深呈椭圆形,位置较低。

(五)复层扁平上皮

1.肉眼观察 食管腔面染成紫蓝色带状部分即为复层扁平上皮。

2.低倍镜观察 上皮细胞排列紧密,上皮基底部凹凸不平。

3.高倍镜观察 基底细胞呈低柱状,核较小,染色深。中部数层细胞为多角形,细胞质染色较浅,细胞界限清楚。核圆,位于细胞中央。浅层细胞逐渐变为梭形和扁平形,染色浅,核扁平(图2-4)。

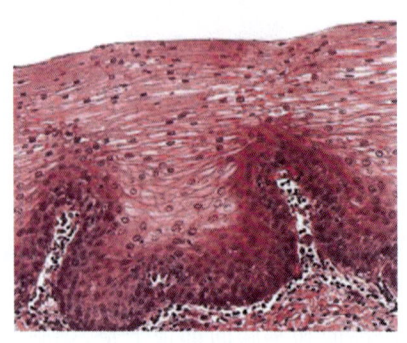

图2-4 复层扁平上皮

(六)变移上皮

1.肉眼观察 切片组织为长条形,空虚时的膀胱黏膜形成许多不规则的皱襞,覆盖在皱襞表面的上皮为变移上皮。

2.低倍镜观察 染成紫蓝色的一侧为膀胱腔面的变移上皮。它由多层细胞组成,各层细胞形态不一,其细胞形态和层数可随器官内尿液的充盈程度的变化而改变。基膜不明显,上皮表面与基底面是平行的,这不同于复层扁平上皮。

3.高倍镜观察 当膀胱尿排空时,上皮变厚,细胞层数变多,浅层细胞呈立方形,有1~2个细胞核,称为盖细胞。其细胞质嗜酸性,顶部胞质浓缩深染称壳层,具有防止尿液侵蚀作用。中层细胞呈多边形,基底层细胞为矮柱状或立方形,基膜不明显。当膀胱充盈时,上皮变薄,细胞层数减少,细胞呈扁梭形。

【知识拓展】

细胞并不孤独——缝隙连接

缝隙连接的功能除使细胞间牢固地连接外,主要是细胞间的功能传递,包括细胞间物质交换、代谢协调、细胞生长和分化调控以及在有电兴奋活动的细胞间传递电信号等方面发挥重要作用,对细胞的生命活动具有重要意义。

缝隙连接在胚胎发育过程中亦具有重要作用。在受精卵发育过程中,细胞间均存在缝隙连接,包括电耦联和代谢耦联。

细胞间的联系对于细胞的生长分化亦有一定的控制作用。将正常细胞与突变的细胞混合培养,两者间的缝隙连接较少,突变细胞分裂增殖旺盛。连接也将生长刺激信息从生长活跃的细胞,传递至相邻细胞,使生长刺激分子分布在更多的细胞中,浓度被逐渐稀释,当水平低于一定量时,细胞停止增殖。

对肿瘤细胞间的缝隙连接研究发现,多数肿瘤细胞间的缝隙连接减少,同时与周围正常组织细胞间的缝隙连接亦选择性丧失。因此,来自正常细胞的生长抑制调控分子不能有效地通过代谢耦联抑制肿瘤细胞生长。一些致癌剂,如佛波酯具有抑制缝隙连接的作用,使其数目明显减少的作用,当癌变的细胞失去缝隙连接的抑制,即周围正常细胞的生长调控信息不能经缝隙连接控制肿瘤细胞时,肿瘤细胞则无限制性生长,这可能是肿瘤的发生机制之一。

【思考题】

1.试述被覆上皮的分类及其分布部位。
2.试述上皮组织的结构特点。
3.上皮组织的特殊结构有哪些?

【实验绘图】

绘出小肠单层柱状上皮高倍镜下结构。

(龚阿芳)

项目三 结缔组织

【导语】

结缔组织种类多,形态各样难叙说。
细胞数少无极性,基质形状无定形。

【实验目的】

1. 掌握疏松结缔组织的基本结构和特点,血液有形成分的形态结构特征。
2. 熟悉血涂片制作方法,致密结缔组织、三种软骨和骨密质的结构特点。
3. 了解致密结缔组织、三种软骨和骨密质的分布部位及其与功能的关系,了解血细胞计数和分类的原理。
4. 熟练操作显微镜,学会血液涂片的制作方法,能够辨认各种血细胞。
5. 能够结合各种结缔组织的结构和分布来解释其功能,能够结合各种血细胞正常参考值认读血常规报告单。

【实验器材】

1. 光学显微镜和数码互动系统
2. 组织切片　结缔组织的组织切片与染色方法见表3-1。

表3-1　结缔组织的组织切片与染色方法

组织切片名称	染色方法
疏松结缔组织铺片	硫堇、地衣红和伊红
疏松结缔组织切片	HE染色
致密结缔组织	HE染色
透明软骨	HE染色
弹性软骨	Taenzes Unna染色
骨磨片	大力紫染色
血涂片	Wright染色

【实验内容与方法】

（一）固有结缔组织

1.疏松结缔组织铺片　低倍与高倍观:细胞分散,纤维交织成网。胶原纤维呈长带波浪状,被伊红染成粉红色,弹性纤维形如发丝,分支交叉被地衣红染成紫褐色。组织细胞为不规则多突形状,细胞轮廓不清,胞质内吞噬有大小不等分布不均匀的台盼蓝染料颗粒。肥大细胞呈椭圆形,细胞边界清楚,胞质内含有被硫堇染成紫红色的颗粒,颗粒密集而均匀。还可见到染色很浅的粉红色成纤维细胞(图3-1)。

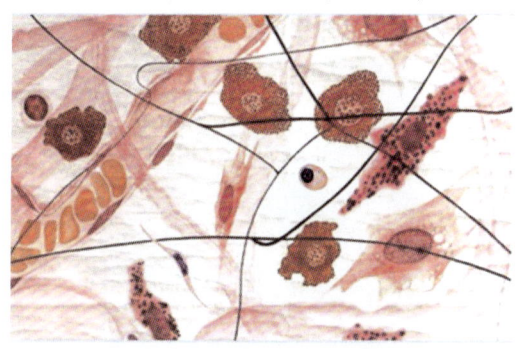

图 3-1　疏松结缔组织(高倍观)

2.疏松结缔组织切片

(1)肉眼观:胃壁一面高低不平,呈紫蓝色,为黏膜层;另一面整齐,染成深红色,为肌层。两层之间的红色部分为黏膜下层,由疏松结缔组织构成,这就是要观察的部位。

(2)低倍与高倍观:组织疏松,可见纵横交错的红色纤维束,即为胶原纤维。胶原纤维之间分布很多梭形细胞核,染色深,多为成纤维细胞核。

3.致密结缔组织

(1)肉眼观:红色长条状为腱的纵断面团块状为腱的横断面。

(2)低被与高倍观:在腱的纵切面上可见密集平行排列的粗大胶原纤维束,纤维之间有成行排列的梭形细胞核,即腱细胞核。腱细胞胞质不明显。在横切面上可见胶原纤维束为大小不等的红色块状物,腱细胞在胶原纤维束之间呈星形。

4.网状组织(示教)　高倍观:在淋巴结中央染色较浅部分可见网状细胞,呈星状,突起相互连接,胞核卵圆,染色浅。网状细胞附近有很多圆形细胞,胞质少,核圆,染色深,为淋巴细胞。还可见到胞体大而圆,胞质嗜酸性的巨噬细胞。网状纤维须用镀银方法方可显示。

5.脂肪组织(示教)　高倍观:大量脂肪细胞相互挤压成多边形,细胞呈空泡状(因在制片过程中脂肪滴被二甲苯溶去),核扁,靠近细胞边缘。细胞间隔为少量疏松结缔组织。

(二)软骨组织

1.透明软骨

(1)肉眼观:气管壁中间呈深蓝色带状结构即透明软骨。

(2)低倍观:包在软骨周围的粉红色致密结缔组织为软骨膜,与外周的结缔组织不易区分。软骨基质呈紫蓝色,其中分布有形态不同、大小不等的软骨细胞。

(3)高倍观:软骨细胞位于软骨陷窝内,因在制片过程中软骨细胞收缩,所以细胞变得不规则,并与陷窝之间出现空腔。靠近软骨膜的细胞小,呈扁平或椭圆形,单个分布,与软骨膜平行。近中部的软骨细胞逐渐变大呈圆形,成群分布形成同源细胞群。陷窝周围的基质染色深称软骨囊。软骨组织中无血管分布(图3-2)。

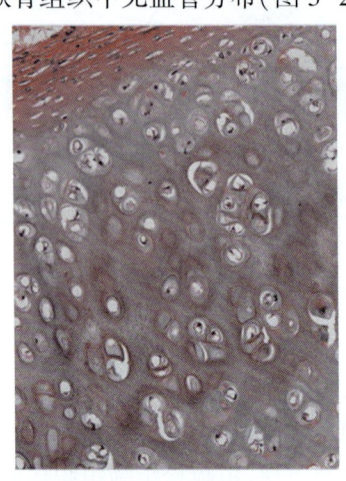

图3-2 透明软骨

2.弹性软骨(示教) 高倍观:与透明软骨的结构基本相似,但在弹性软骨的基质中可见大量紫红色的弹性纤维交织成网。

3.纤维软骨(示教) 高倍观:软骨细胞较少,基质多。其中含有大量不同走向的胶原纤维束。

(三)骨组织

低倍镜:可见骨组织的板层结构。

(1)环骨板:分布于骨干的外周部及近骨髓腔的内侧部,分别为外环骨板及内环骨板。

1)外环骨板:临近骨干外表面的十多层骨板,与骨干表面平行排列,较平整。

2)内环骨板:临近骨髓腔的几层骨板,依骨髓腔面平行排列,不平整。横向贯穿内、外骨板的管道,为穿通管。

(2)骨单位(哈佛氏系统):位于内、外环骨板之间,骨单位中央有一纵行管道为中央管,周围是同心圆排列的骨板,骨板之间或骨板内紫黑色棱形小腔为骨陷窝,联结各陷窝的紫黑色细线条为骨小管(图3-3)。

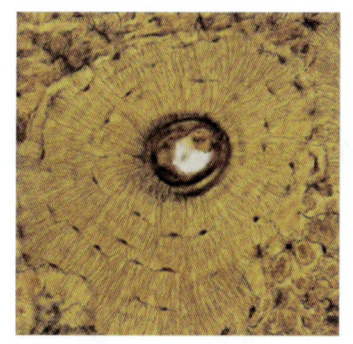

图 3-3　骨单位

（3）间骨板：夹于骨单位之间，不规则的骨板。

高倍观：在所有骨板内或骨板间分布许多充满大力紫染料的卵圆形小腔隙，称骨陷窝。自骨陷窝向四周伸出许多细丝状小管称骨小管。生活状态下骨细胞位于骨陷窝内，其突起伸到骨小管中。

（四）血液

1.血涂片

（1）制备血膜：用乙醇棉球消毒耳垂，干后用刺血针刺之，血液即可流出。第 1 滴血用棉球擦去，再用洁净玻片的一端沾上少许鲜血。用另一玻片作为推片，将推片一端置血滴前方并接触血液，使血液向玻片两侧均匀散开，推片倾斜呈 35°~40°角，迅速将血液推成薄层血膜（图 3-4）。

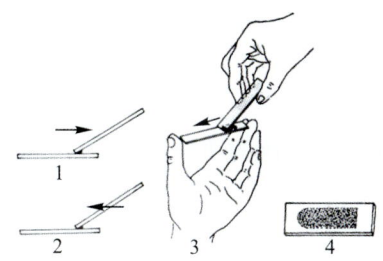

图 3-4　血涂片制备

（2）染色：待血膜干燥后滴加瑞氏（Wright）染液数滴经固定染色 2~3 分钟后，滴加等量缓冲液与染液混合均匀，再染 4~5 分钟，用蒸馏水冲洗，血膜干后即可观察（图 3-5）。

（3）低倍与高倍观：①红细胞：胞体圆形，无核。胞质中的血红蛋白被染成红色。红细胞边缘厚中央薄，所以周边染色深，中央染色浅。②中性粒细胞：胞体圆形，较红细胞大，胞质内有细小而分布均匀的紫红色颗粒。胞核分叶（2~5 叶不等，以 3 叶最常见），叶间有细丝相连。③嗜酸性粒细胞：数量少，较为难找。胞体较大，圆形。胞质内充满较大的橘红色颗粒，分布均匀。胞核丰满，常为 2 叶。④嗜碱性粒细胞：数量最少，一般不易找到，胞体圆形，大小与中性粒细胞相似。胞质内分布大小不等、分布不均的紫蓝色颗粒。胞核不规则，染色较浅。⑤淋巴细胞：胞体圆形，大小与红细胞相仿。胞质很少，染成天蓝色。胞核大而圆,呈紫蓝色。⑥单核细胞:胞体最大,圆形。胞质丰富,呈灰蓝色,胞质内可见细小的紫红色颗粒。胞核也较大,呈肾形或马蹄形,染色较浅。⑦血小板:形状不规则,常聚集成团。周边染成浅蓝色,中央显示紫红色。

2.网织红细胞　高倍观:在红细胞的胞质内显示有蓝色线状和颗粒状结构,其为胞质中残留的核糖体(图3-6)。

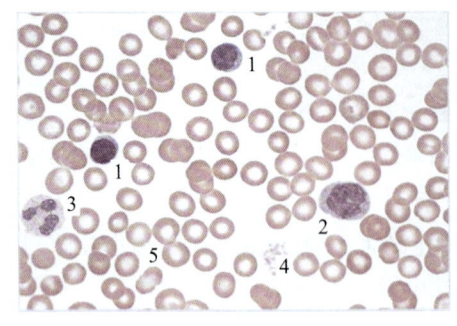

图3-5　血涂片Wright染色

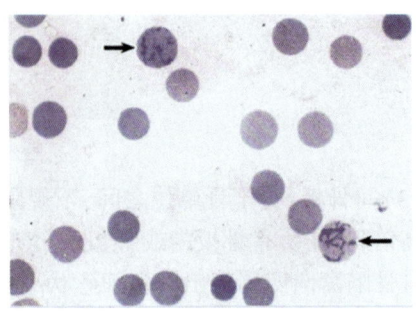

图3-6　网织红细胞皇焦油蓝

【思考题】

1.比较疏松结缔组织与上皮组织在结构上的差别。
2.在光镜下怎样区分胶原纤维和弹性纤维?
3.在光镜下分别找出疏松结缔组织的各种细胞,并说出其形态结构及功能。
4.如何在光镜下比较三种软骨的结构特点?
5.如何在光镜下辨认骨单位的结构?
6.在光镜下如何认识各种血细胞?
7.白细胞可分哪几类? 各类白细胞的功能是什么? 其正常值是多少?

【病例讨论】

患者,男,34岁,上唇红肿伴剧痛2天。3天前患者上唇部不慎被笔尖划伤,2天前晨起时发现上唇部红肿伴剧痛,压痛,表面出现了几个小白点。局部活动受限,并伴有发热,体温39℃。自服抗生素未见好转,遂来诊。既往体健,无系统疾病病史及药物过敏史。

体检:一般状态好,体温39℃,上唇隆起呈紫红色,红肿弥散,界限不清,有多个脓栓,中央破溃坏死。其他系统检查未见异常。

实验室检查:
化验WBC:$26×10^9$/L,中性粒细胞0.90(90%)
诊断　蜂窝织炎
请分析讨论:
1.疏松结缔组织的结构特点是什么?

2.该患者皮肤红肿弥散不局限的主要原因是什么?
3.简述血液的组成及其功能。机体感染时血液成分的变化是什么?
4.简述机体感染时中性粒细胞数量及形态的变化。

【实践作业】

1.实验项目　调查和分析临床常见的结缔组织病。

2.实践目的　促使学生在理解和掌握结缔组织基础知识的基础上,深入临床了解常见的结缔组织病的情况,增强学生基础联系临床的意识,提高学生实践能力。

3.实践方案　组织学生到教学医院的风湿免疫科参见学习,统计常见的结缔组织病,并通过查阅资料了解风湿病因、病理变化、临床表现和防治原则。

4.实践报道或学生总结

【实验绘图】

绘出高倍镜下各种血细胞图像,并标注其名称。

(张海林　王婷婷)

项目四

肌组织

【导语】

生命在于常运动，没有三肌不能行。
收缩舒张是本能，结构功能有异同。
屈伸有度审度势，粗丝细丝有奇功。

【实验目的】

1.掌握肌组织基本结构；掌握骨骼肌、心肌和平滑肌细胞的形态结构特点。

2.熟悉骨骼肌、心肌和平滑肌细胞的分布。

3.了解三种肌细胞的功能特点；了解肌原纤维的超微结构；了解浦肯野纤维的形态结构特点和闰盘的功能。

4.熟练操作显微镜，通过观察肌细胞的纵横切面的细胞形态和细胞核分布，能区分辨认三种肌组织。

5.能够结合肌原纤维的结构解释骨骼肌横纹，能够依据肌丝滑动学说解释肌细胞舒缩功能。

【实验器材】

1.光学显微镜和数码互动系统

2.组织切片　肌组织的组织切片与染色方法见表4-1。

表4-1　肌组织的组织切片与染色方法

组织切片名称	染色方法
骨骼肌切片	HE染色
心肌切片	HE染色
平滑肌切片	HE染色

【实验内容与方法】

1.骨骼肌

（1）低倍观：标本中可见到肌纤维的纵、横、斜各种断面。纵断面肌纤维呈长条状。横断面为圆形或不规则形。肌纤维间可见疏松结缔组织。

（2）高倍观：纵断面肌纤维显示出明暗相间的横纹。肌浆内有纵行的细丝状结构为肌原纤维。胞核多，椭圆形，靠肌纤维边缘分布。横断面肌纤维呈多边形，胞核位于边缘。胞质有许多红色小点状结构，为肌原纤维横断面（图4-1）。

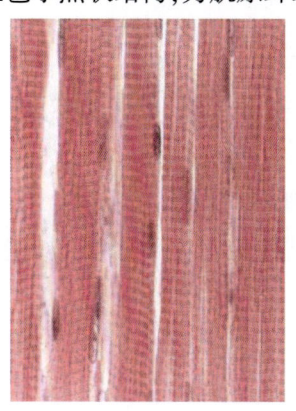 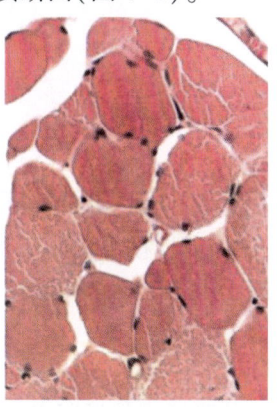

图4-1　骨骼肌纵、横切（HE染色）

2.心肌

（1）低倍观：标本中可见心肌纤维的纵、横、斜不同断面，心肌纤维间分布有结缔组织和血管。

（2）高倍观：纵断面上显示心肌纤维分支吻合成网状，有横纹，但不如骨骼肌明显。核卵圆形，染色较浅，位于肌纤维之间，肌纤维上还可见到比横纹稍宽，染色较深的闰盘。横断面上肌纤维呈现大小不等的圆形结构，核圆，位于中央（图4-2）。

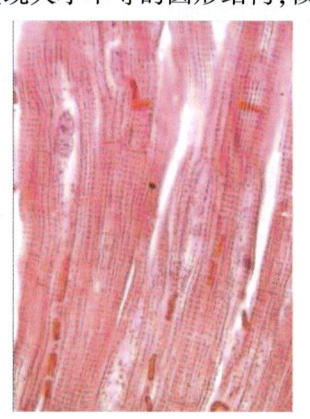 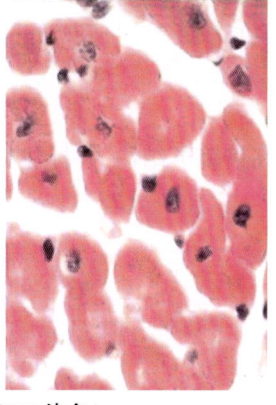

图4-2　心肌（HE染色）

3.平滑肌

(1)低倍观:肠壁外部排列整齐较厚,呈深红色结构,即为平滑肌。

(2)高倍观:纵断面肌纤维呈长梭形,平行交错排列,无横纹。有一个棒状胞核,位于细胞中央。横断面显示肌纤维大小不等,仅在大的断面上可见有圆形胞核断面,染色浅,位于中央(图4-3)。

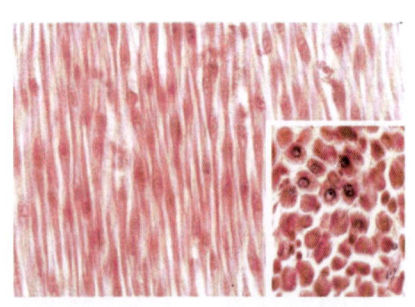

图4-3 平滑肌(HE染色)

4.浦肯野纤维 高倍观:在心内膜下的结缔组织内可见粗大染色浅的浦肯野纤维。肌浆丰富,核圆卵,位于中央。

【思考题】

在光镜下比较三种肌纤维的异同点。

【实践作业】

1.实践项目 观察和分析脑卒中偏瘫患者肢体肌肉的变化和原因。

2.实践目的 增加学生对骨骼肌组织结构、功能、骨骼肌收缩原理的理解。

3.实践方案 组织学生进入神经内科查房,观察因脑卒中而偏瘫的患者。观察并比较:①患肢与健肢的长度;②患肢肌肉与健肢肌肉的大小,轮廓和肌肉力量。

请结合本项目所学内容,讨论这些现象的发生机制。

4.实践报道或学生总结

【实验绘图】

绘出骨骼肌的高倍镜下结构,并标注相关结构名称。

(张海林 王婷婷)

项目五

神经组织

【导语】

有一种细胞与我们一生相伴,通过轴突末梢的枝蔓,让信息四处流传!它可把人体的秘密向突触诉说,也可把喜怒哀乐传向人间!

【实验目的】

1. 掌握神经元的结构特点。
2. 掌握有髓神经纤维的结构特点。
3. 了解神经胶质细胞的结构特点。
4. 了解游离神经末梢、触觉小体、环层小体、运动终板的结构特点。

【实验器材】

1. 光学显微镜和数码互动系统
2. 组织切片　神经组织的组织切片与染色方法见表5-1。

表5-1　神经组织的组织切片与染色方法

组织切片名称	染色方法
脊髓切片	HE染色
坐骨神经切片	HE染色
指皮切片	镀银染色
肋间肌切片	氯化金染色
大脑切片	硝酸银染色

【实验内容与方法】

(一) 切片观察方法

首先,观察切片应集中注意力。观察顺序是先肉眼,再低倍,后高倍。必要时才使用油镜。先用肉眼观察标本的大致轮廓、形态和染色情况,再用低倍镜观察。要重视低倍镜的观察,它可以了解组织切片的全貌、层次和位置关系。而高倍镜下的观察是局部的放大。因此,放置切片后,切勿立即用高倍镜观察。要培养自己正确的观察习惯,即从整体到局部,从一般结构到特殊、微细结构。要注意切面与立体的关系,相邻各部分之间的关系,并联系功能理解结构。先了解标本的一般结构共性,再抓个别的特征,对类似的组织器官要相互比较区别。

(二)实验内容

1.脊髓切片

(1)肉眼观察:脊髓横断面呈扁圆形,灰质位于中央,染色较深,呈"H"形或蝴蝶形,是神经元胞体集中的地方。周围染色较浅的部分为白质,是神经纤维和神经胶质集中的地方。灰质较宽的两侧突起为前角。

(2)低倍镜观察:脊髓横断面中央的蝶形结构为灰质,染色较深,灰质周围染色较浅的部位为白质。灰质前端宽大为前角,另一端较细为后角。在前角内可见一些散在分布的细胞,其胞体大,胞质嗜碱性,为运动神经元。尽可能选择结构比较完整的神经元换高倍镜观察。

(3)高倍镜观察:运动神经元胞体大,胞质内可见很多大小不等的深蓝色块状或颗粒状物质,即尼氏体。细胞核大,圆形,染色浅,位于细胞中央,核仁明显。从胞体发出多个突起,分为树突与轴突,其中树突多,树突内可见尼氏体。轴突只有一个,轴突起始部的圆锥形结构称为轴丘。整个轴突内无尼氏体(图5-1)。

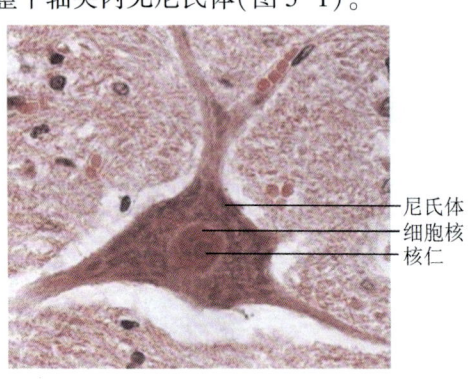

图 5-1　神经元

2.坐骨神经切片

(1)低倍镜观察:神经纵断面为条状,最外面的结缔组织是神经外膜。神经束不易看清楚。排列紧密细条状结构是有髓神经纤维。神经横断面为块状,其中神经纤维为点状。

(2)高倍镜观察:在纵断面上神经纤维缩窄处为郎飞结(图5-2)。穿过郎飞结的紫蓝色线条状结构为轴索。轴索周围的粉红色状结构为髓鞘。髓鞘外包以神经膜,呈深红色线状结构。膜内可见卵圆形神经膜细胞(施万细胞)核。在横断面上,神经纤维为圆形,中央点状结构为轴索。轴索周围的网状结构为髓鞘。有的断面上可见到胞核,沿边缘分布。

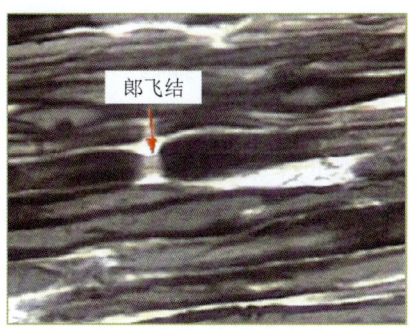

图5-2 郎飞结

3.指皮切片

(1)低倍镜观察:在真皮乳头中找到椭圆形的结构,为触觉小体。

(2)高倍镜观察:复层扁平上皮染成黄色,其下的结缔组织为浅黄色。触觉小体位于真皮乳头内,呈椭圆形,外包有结缔组织被囊,内有黑色盘曲状神经纤维的分支。

4.肋间肌切片

(1)低倍镜观察:骨骼肌纤维呈淡紫色,神经纤维呈黑色。神经纤维沿途分支,循神经纤维追踪到它的末端,可见末端呈葡萄状分支附着于骨骼肌的表面,构成运动终板(图5-3)。

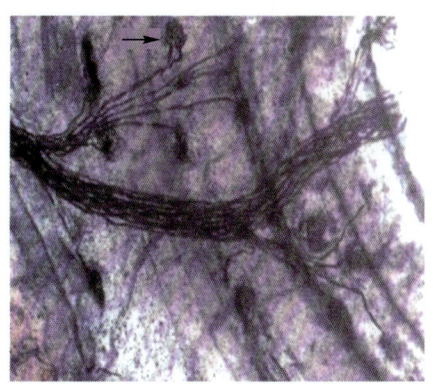

图5-3 运动终板
箭头示运动终板

(2)高倍镜观察:骨骼肌纤维呈浅紫色,横纹清楚。神经纤维染成黑色,其末端分支呈鸟爪状,附着于骨骼肌表面,形成运动终板。

5.大脑切片

(1)低倍镜观察:体积大,呈星形,胞核淡染,胞质中无尼氏体。

(2)高倍镜观察:位于神经元之间,胞体不明显,突起较短、曲折、分支较多,有的突起末端附着于血管壁上,称脚板。

【知识拓展】

神经干细胞

神经干细胞(neural stem cell,NSC)是指中枢神经系统内具有自我更新和分化为神经元、星形胶质细胞和少突胶质细胞的干细胞。正常情况下,如果中枢神经系统发生急性损伤、慢性损伤或退行性病变,内源性 NSC 分化能力是有限的,从而导致 CNS 自我修复能力不足或无效。

目前,不少学者在实验研究中发现,外源性 NSC 移植可促进受损神经元的再生与重建,恢复神经功能缺陷,并已经在神经系统疾病的动物模型中得到了证实。这为神经系统损伤或退行性病变的干细胞治疗提供了一定的实验和理论基础。因此,外源性 NSC 移植已成为目前神经系统损伤或退行性疾病治疗研究关注的热点。这将成为一条新的治疗途径,值得我们去积极探索和加以应用。

【思考题】

1.简述神经元的结构与功能。
2.简述神经胶质细胞的种类及功能。

【实验绘图】

绘出神经元的高倍镜下结构,并标注相关结构名称。

(孙天然)

项目六

心血管系统

【导语】

终身无休是心脏,辛苦劳累日夜忙。

心血连接无穷尽,转运废物供营养。

【实验目的】

1. 掌握心壁、动脉和静脉光学显微镜下的组织结构。
2. 熟悉毛细血管光学显微镜下的组织结构。

【实验器材】

1. 光学显微镜和数码互动系统
2. 组织切片　心血管系统的组织切片与染色方法见表6-1。

表6-1　心血管系统的组织切片与染色方法

组织切片名称	染色方法
心壁	HE染色
大动脉	HE染色
中动脉和中静脉	HE染色
小动脉和小静脉	HE染色
中静脉	HE染色

【实验内容与方法】

(一)心脏

1. 肉眼观察　整个标本性状不规则,被染成粉红色。壁薄的地方是心房,壁厚的地方是心室。心室和心房交界处有一淡然的膜状结构是心瓣膜。

2. 低倍镜观察　按照由心腔内向外的顺序观察,心壁由心内膜、心肌膜、心外膜三层组成。心内膜着色浅淡,由内向外可分为内皮、内皮下层和心内膜下层三层结构。在心室的心内膜下层可见浦肯野纤维,比心肌纤维粗大。心肌膜最厚,由心肌纤维构成,心肌纤维之间为疏松结缔组织和丰富的毛细血管。心外膜是浆膜,其表面附着一层间皮,间皮下为薄层结缔组织。

3.高倍镜观察　心内膜下层的浦肯野纤维形状不规则,比心肌纤维粗大,染色浅淡,细胞之间有非常发达的闰盘。心肌膜内可见心肌纤维的不同切面,其结缔组织中还有丰富的毛细血管切面。心外膜间皮的结缔组织中可见血管、神经和脂肪组织。

（二）大动脉

1.肉眼观察　粉红色圆环状的横切面。

2.低倍镜观察　大动脉三层膜界限不清楚。内膜最薄,着色较浅。中膜最厚,着色最深。外膜着色最浅。

3.高倍镜观察　内膜由内皮和内皮下层构成。内皮是单层扁平上皮,内皮下层是结缔组织,内弹性膜由数层粗大弹性纤维构成,与中膜相移行,所以内膜与中膜分界不明显。中膜最厚,由几十层波浪状且呈粉红色的弹性膜构成,期间有少量平滑肌纤维和胶原纤维。外膜厚度约为中膜厚度一半,由疏松结缔组织构成,期间含有营养小血管和神经,外弹性膜不明显（图6-1）。

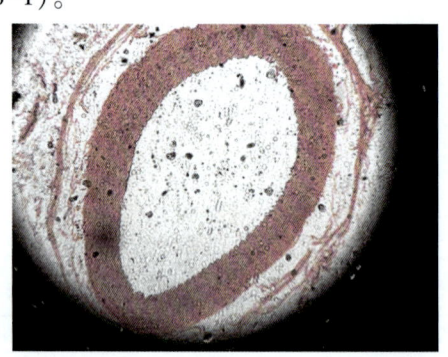

图6-1　大动脉（20×10）

（三）中动脉和中静脉

1.肉眼观察　可见两个圆环状的血管横切面。中动脉管壁厚,管腔小且圆。中静脉管壁较薄,管腔大且不规则。

2.显微镜观察

（1）中动脉：①低倍镜观察：在近管腔面有一层粉红色且折光性强的波浪状条纹是内弹性膜,是内膜与中膜的分界。中膜最厚。外膜与中膜厚度相近,着色比中膜淡,其内有多层波浪状的外弹性膜,是中膜与外膜的分界（图6-2）。②高倍镜观察：内膜的内皮细胞之间界限不清楚,可见蓝染的内皮细胞核。内皮外侧较薄的结缔组织是内皮下层。内皮下层外侧呈粉红色波浪状结构是内弹性膜。中膜最厚,由几十层环形平滑肌构成,期间有少量弹性纤维和胶原纤维。外膜与中膜厚度相近,由结缔组织构成,其内还分布一些营养小血管和神经。在中膜与外膜交界处,可见多层断续呈波浪状条纹的外弹性膜（图6-3）。

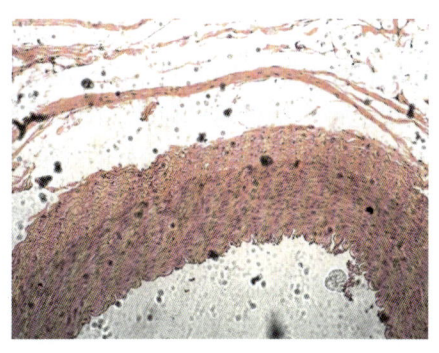
图 6-2 中动脉 (10×10)

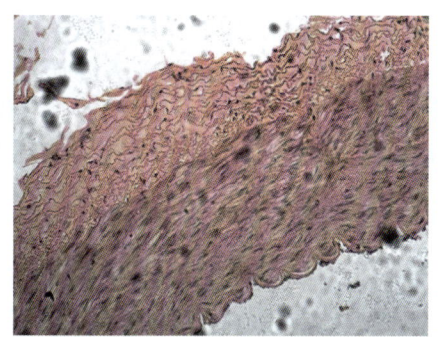
图 6-3 中动脉 (20×10)

(2) 中静脉：①低倍镜观察：内膜很薄，由内皮和内皮下层构成。中膜较薄，外膜比中膜厚，中膜和外膜没有明显界限。②高倍镜观察：内膜很薄，内膜的内皮细胞核扁，内皮下层由少量结缔组织构成，内弹性膜不发达。中膜较薄，平滑肌纤维环形疏松排列，期间有少量结缔组织。外膜比中膜厚，由结缔组织构成，没有外弹性膜，所以中膜和外膜没有明显界限。

(四) 小动脉和小静脉

1. 肉眼观察　可见两个圆环状的血管横切面。

2. 显微镜观察

(1) 小动脉：①低倍镜观察：小动脉管壁厚，管腔小而圆。②高倍镜观察：内膜的内皮细胞核突向管腔，内皮的外侧是内弹性膜。中膜有数层明显的环形排列的平滑肌。外膜由少量结缔组织构成，与周围组织界限不清楚。

(2) 小静脉：①低倍镜观察：小静脉管壁薄，管腔大且不规则，呈塌陷状。②高倍镜观察：内膜的内皮附于管腔面，无弹性膜。中膜薄，有数层平滑肌纤维。外膜较厚，且与周围结缔组织相连。

(五) 毛细血管

(1) 低倍镜观察：在微静脉和微动脉周边有更细的分支即为毛细血管。

(2) 高倍镜观察：管壁仅有一层内皮细胞构成，内皮细胞核突向毛细血管腔内，内皮细胞质是粉红色，位于管壁周边。

【知识拓展】

血管内皮细胞与人工血管内皮化

扁平的内皮细胞位于血管最内层，形成介于血管壁和血液之间的屏障结构。内皮细胞代谢十分活跃，能合成和分泌多种生物活性物质，如一氧化氮、前列环素等；内皮细胞还与血细胞一样，表面带负电荷，具有抗血小板聚集、防止血液凝固和血栓形成作用。因而，内皮细胞及其分泌物质在血管腔内表面形成了一个抗凝血和抗血栓系统，从而保持血液的正常流动和血管的长期通畅。

1952年,Voorhees应用涤纶人造血管移植于犬腹主动脉获得成功,次年即应用于临床,并创立了人造血管网孔理论,成为血管替代物发展史上一个重要的里程碑。随着涤纶、真丝、聚四氟乙烯等人工血管的广泛应用,其在大中动脉代用方面已取得了较好的效果。

【病例讨论】

患者,男,49岁,心绞痛病史五年,发作时含服硝酸甘油缓解。三天前感觉胸部不适,气急,烦躁。1小时前餐后出现胸闷、胸骨后压榨性疼痛、烦躁不安,伴恶心和上腹胀痛。含服硝酸甘油无明显缓解。入院检查心浊音界略增大,心率110次/分钟。心电图及彩超显示提示左心室下壁左侧心肌梗死。诊断:左心室下壁左侧心肌梗死。

请分析讨论:
1.营养心的动脉及主要分支有哪些?
2.此患者最可能发生阻塞的血管是哪支?

【实验绘图】

绘出中动脉的管壁结构,并标注相关结构名称。

(王婷婷)

项目七 免疫系统

【导语】

预防疾病,保卫健康,为自己的生命保驾护航,我的免疫我做主!

【实验目的】

1. 掌握胸腺、淋巴结、脾的光镜结构。
2. 熟悉淋巴器官、淋巴组织结构与功能的联系。
3. 了解扁桃体的组织结构。
4. 熟练操作显微镜观察各种标本切片。

【实验器材】

1. 光学显微镜和数码互动系统
2. 组织切片　免疫系统的组织切片与染色方法见表7-1。

表7-1　免疫系统的组织切片与染色方法

组织切片名称	染色方法
胸腺切片	HE染色
淋巴结切片	HE染色
脾脏切片	HE染色
腭扁桃体切片	HE染色

【实验内容与方法】

(一)胸腺

1. 肉眼观察　标本可见不完全分离的胸腺小叶,胸腺小叶内有染色不同的区域,深色为皮质,浅色为髓质。有些胸腺标本可见粉红色被膜。

2. 低倍镜观察　表面被覆有薄层结缔组织,被膜深入实质形成小叶间隔,把胸腺分成许多不完整小叶。小叶周边颜色深,为皮质;中间染色浅,为髓质。在髓质中可见染成粉红色的胸腺小体。所谓不完整的小叶是指皮质被小叶间隔分开,但髓质仍连在一起。

3.高倍镜观察

(1)被膜:由薄层结缔组织构成。

(2)皮质:主要由大量的胸腺细胞和胸腺上皮细胞构成。胸腺细胞排列紧密,故皮质染色较深;胸腺上皮细胞多呈星形,有突起,细胞核较大,呈椭圆形,染色较浅。

(3)髓质:位于小叶的中央,与皮质无明显的分界,主要由较多的胸腺上皮细胞和少量的T淋巴细胞、巨噬细胞等组成,细胞较少且排列较分散,故着色较浅。髓质内可见大小不一、染成粉红色的椭圆形或不规则形小体,即胸腺小体,它是胸腺髓质内的特征性结构。小体是由多层胸腺上皮细胞呈同心圆状包绕排列而成。小体外周的上皮细胞较幼稚,细胞核明显;近小体中心的细胞比较成熟,核渐退化,胞质中含较多的角蛋白;小体中心的细胞则完全角质化,呈嗜酸性染色,有的细胞已破碎,呈均质透明状,有的可有钙化。胸腺小体是辨认胸腺的一个重要标志(图7-1)。

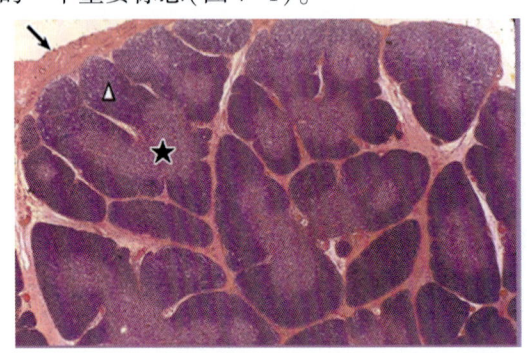

图7-1 胸腺

箭头示被膜,三角形示皮质,星号示髓质

(二)淋巴结

1.肉眼观察 呈豆形,表面有薄层致密结缔组织构成的被膜,被膜下周边染色深的为皮质,中央染色浅的为髓质。

2.低倍镜观察

(1)被膜:由薄层结缔组织构成,可见输入淋巴管断面穿过被膜深入淋巴结实质。有的标本可见淋巴结的一侧凹陷,为门部,有血管和输出淋巴管断面结构。被膜和门部的结缔组织伸入淋巴结实质,形成相互连接的小梁。

(2)皮质:位于被膜的下方,染色较深,由淋巴小结、弥散淋巴组织和皮质淋巴窦组成。淋巴小结呈球形,由细胞密集排列形成,与周围的分界较清楚。弥散淋巴组织位于淋巴小结之间,直至皮质的深层,又称为胸腺依赖区或者副皮质区。皮质淋巴窦可分为被膜下窦和小梁周窦。

(3)髓质:位于淋巴结的深层,由髓索和髓窦组成,与皮质无明显的界限。髓索染色深,由相互连接的条索状淋巴组织组成。髓窦是髓质内的淋巴窦,染色浅,位于髓索之间或髓索与小梁之间。

3.高倍镜观察

(1)淋巴小结:主要由B淋巴细胞组成。小结周边以小淋巴细胞为主,排列紧密,着色较深,中央部分有大、中淋巴细胞和巨噬细胞,染色略浅,称为生发中心。

(2)副皮质区:主要由T细胞组成,其中可见毛细血管后微静脉的断面,管壁的内皮细胞为立方上皮细胞,核仁明显。血管后微静脉是血液内淋巴细胞进入淋巴组织的重要通道。

(3)淋巴窦:窦壁有扁平的内皮细胞构成,内皮外有薄层基质,内皮细胞的细胞核长而扁,胞质不清,细胞间隙较大。窦内有淋巴细胞、星状内皮细胞和巨噬细胞等。星状内皮细胞为星状多突细胞,胞核较大,着色浅,胞体有细长凸起。巨噬细胞体积大,椭圆形或者不规则形,核小染色深。淋巴细胞小而圆,染色深(图7-2)。

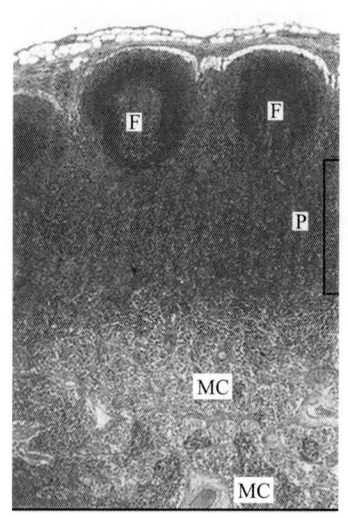

图7-2 淋巴结
F示淋巴小结,P示副皮质区,MC示髓索

(三)脾

1.肉眼观察 被膜较厚,大片红色的结构为红髓,红髓中散在的蓝白小点为白髓,红髓与白髓交接的区域为边缘区。

2.低倍镜观察

(1)被膜与小梁:表面的薄层结构是脾的被膜,较厚,由致密结缔组织和少量平滑肌纤维构成,被膜外覆盖一层间皮。被膜深入脾的内部形成小梁,与脾门部的结缔组织深入内部形成的小梁相互连接,构成脾的支架,在小梁支架中有小梁动脉和小梁静脉。

(2)白髓:在脾实质内可见嗜碱性染色、散在分布、大小不等的团块结构,即为白髓,由淋巴小结、动脉周围淋巴鞘组成,前者位于动脉周围淋巴鞘边缘,后者由包绕中央动脉的致密淋巴组织形成。

(3)红髓:由脾索和脾血窦构成,脾索呈条索状,脾索之间的狭窄空间为脾窦,其中充满血细胞,故呈现为红色。

3.高倍镜观察

(1)动脉周围淋巴鞘:围绕在中央动脉周围的厚层弥散淋巴组织,纵切面观呈长筒状。

(2)淋巴小结:位于动脉周围淋巴鞘的一侧,其内常见中央动脉的断面,小结中央有时可见生发中心。

(3)边缘区:位于红髓和白髓之间的弥散的淋巴组织,淋巴细胞的密度介于白髓和红髓之间。

(4)脾索:在脾红髓内,为富含红细胞的索状淋巴组织。脾索之间互相连接成网状结构,内含有较多的B细胞、浆细胞、巨噬细胞和各种血细胞。

(5)脾窦:为不规则的腔隙,大小不等,窦壁衬有长杆状内皮细胞,胞核突向管腔(图7-3)。

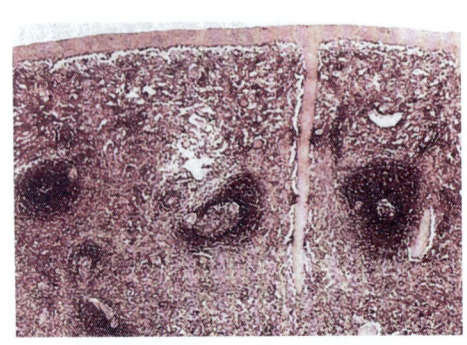

图 7-3 脾脏

(四)腭扁桃体

1.肉眼观察 呈扁卵圆形,表面有一层上皮,上皮凹陷形成隐窝,在隐窝的周围有大量的淋巴小结。

2.低倍镜观察 扁桃体上皮由复层扁平上皮构成,上皮凹陷形成隐窝,隐窝周围有许多淋巴小结和弥散淋巴组织。

3.高倍镜观察

(1)上皮:为复层扁平上皮,上皮内有少量散在的淋巴细胞、浆细胞和巨噬细胞等,是固有层内的淋巴细胞侵入形成,称为淋巴上皮组织。

(2)固有层:位于上皮下方,结缔组织少,在隐窝周围有许多淋巴小结和弥散淋巴组织,生发中心明显。

【知识拓展】

Car-T 免疫疗法

长期以来,治疗癌症的方法都是手术切除、放射治疗、化疗等,但这些方法遇到复杂易复发的严重疾病却束手无策。近年来,一种针对癌症的免疫疗法——Car-T 免疫疗法应运而生,这种治疗方法是利用免疫系统自身的特异能力来识别并摧毁肿瘤细胞,从而治疗癌症。

Car-T 免疫疗法治疗棘手肿瘤疾病的关键在于自身的免疫细胞——T 淋巴细胞。T 淋巴细胞对清除患病细胞和肿瘤细胞有重要的作用,但是由于肿瘤细胞有独特的免疫逃逸机制以及受限于免疫细胞数量,使得免疫细胞对抗肿瘤细胞的效果较差。Car-T 免疫疗法即嵌合抗原受体 T 细胞疗法,原理是应用患者自身的 T 淋巴细胞,经过实验室重新改造,装载上具有识别肿瘤抗原的受体及其刺激分子,体外扩增后再次回输入患者体内,从而识别并攻击自身的肿瘤细胞,对于难治、复发的常规治疗失败的恶性血液病,如白血病、淋巴瘤、多发性骨髓瘤等治疗效果非常好。

【病例讨论】

患者,男性,30 岁。在工地作业时足部被金属铁片割伤,后续未做消毒处理,引起足部感染。第二天腹股沟疼痛,足部感染灶和肿大的腹股沟淋巴结之间出现红线,红线微隆起,并且周围有红肿热症状。合作查体,发现腹股沟淋巴结肿大。

请分析讨论:
1.淋巴结的结构和组成特点是什么?
2.为什么患者的足部感染会引起腹股沟的淋巴结肿大?

【实践作业】

1.实践项目　谈谈现在临床上应用的免疫疗法有哪些。
2.实践目的　了解科学免疫疗法新技术。
3.实践方案
(1)走进医学,收集免疫疗法的用途以及应用范围。
(2)组织班会进行宣教演讲。
4.实践报道或学生总结

【实验绘图】

绘出淋巴结镜下简图,标注皮质、髓质、淋巴小结结构。

(孙彦宜)

项目八 内分泌系统

【导语】

万水千山总是情,一片一叶寄深情。

内分泌腺产激素,传递全身情连情。

【实验目的】

1. 掌握甲状腺、甲状旁腺、肾上腺和脑垂体的光镜结构特点。
2. 了解内分泌腺的一般结构特点。

【实验器材】

1. 光学显微镜和数码互动系统
2. 组织切片 内分泌系统的组织切片与染色方法见表8-1。

表8-1 内分泌系统的组织切片与染色方法

组织切片名称	染色方法
甲状腺切片	HE染色
甲状旁腺切片	HE染色
肾上腺切片	HE染色
脑垂体切片	HE染色

【实验内容与方法】

(一)切片观察方法

首先,观察切片应集中注意力。观察顺序为先肉眼,再低倍,后高倍。必要时才使用油镜。先用肉眼观察标本的大致轮廓、形态和染色情况,再用低倍镜观察。要重视低倍镜的观察,它可以了解组织切片的全貌、层次和位置关系。而高倍镜下的观察是局部的放大。因此,放置切片后,切勿立即用高倍镜观察。要培养自己正确的观察习惯,即从整体到局部,从一般结构到特殊、微细结构。要注意切面与立体的关系,相邻各部分之间的关系,并联系功能理解结构。先了解标本的一般结构共性,再抓个别的特征,对类似的组织器官要相互比较区别。

(二)实验内容

1.甲状腺切片

(1)肉眼观察:标本呈红染的团块状。

(2)低倍镜观察:片中可见许多甲状腺滤泡,由滤泡上皮围成,大小不等,呈圆形、椭圆形或不规则形。滤泡腔内充满胶质,它是滤泡上皮细胞的分泌物,主要成分是碘化的甲状腺球蛋白,呈均质嗜酸性。滤泡上皮与胶质之间常有浅染的空泡,有人认为是上皮细胞重吸收分泌物所致,也可能是制作标本中的人工假象。滤泡间为结缔组织(图8-1)。

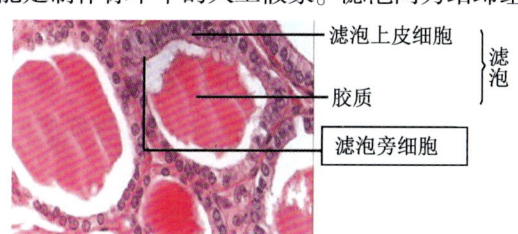

图 8-1　甲状腺

(3)高倍镜观察:滤泡上皮是单层立方上皮,细胞核圆,居中或靠近基底部,染色质颗粒状,细胞质弱嗜碱性,滤泡上皮细胞是组成滤泡的主要细胞,通常为立方形,形状可随功能状态而改变,分泌活跃时细胞呈低柱状,反之细胞呈扁平状。

滤泡旁细胞也称C细胞,为甲状腺内另一种内分泌细胞,数量少,成群存在于滤泡间的结缔组织内或单个散在滤泡上皮细胞之间。细胞较大,多为圆形或多边形,核呈圆形,居中,细胞质着色浅。滤泡间的结缔组织,称为甲状腺滤泡间质,其中可见胶原纤维、成纤维细胞核,并含有丰富的毛细血管。

2.甲状旁腺切片

(1)肉眼观察:甲状腺一侧小团蓝染的组织。

(2)低倍镜观察:腺细胞排列呈团或索状,其间有较多的毛细血管和脂肪细胞。

(3)高倍镜观察:主细胞数量多,胞体较小,染色较淡。嗜酸性粒细胞数少,胞体较大,呈多边形,胞质嗜酸性。

3.肾上腺切片

(1)肉眼观察:标本略呈三角形,外周为皮质,染色较红,中央呈浅紫色的为髓质。

(2)低倍镜观察:片中可见肾上腺表面覆有致密结缔组织被膜,内有成纤维细胞、胶原纤维、弹性纤维,被膜外有大量的脂肪组织相连,被膜的结缔组织伴随血管、神经穿入腺的实质。皮质和髓质明显可分(图8-2)。

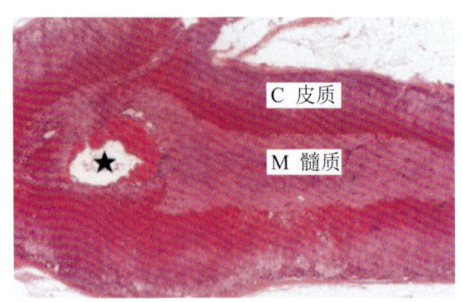

图8-2 肾上腺
星号示中央静脉

肾上腺皮质根据细胞形态结构和排列状态不同,由外向内分为三个带:①球状带:位于被膜下方,较薄,占皮质的15%,细胞体积较小,聚集成球团状,染色深;②束状带:在球状带内侧,是最宽的部分,占皮质总体积的78%,细胞排列成单行或双行的细胞索,染色浅;③网状带:位于皮质最内侧,占皮质体积的7%。细胞排列成索,并互相连接成不规则的网状,染色深。肾上腺髓质位于肾上腺中央部分,细胞排列成团块状或索状,细胞间为血窦。髓质内还可见中央静脉的断面。

(3)高倍镜观察:球状带细胞呈矮柱状或多边形,细胞较小,核小染色深,胞质少,弱嗜碱性,含少量脂滴,细胞团之间有窦状毛细血管和少量结缔组织。束状带细胞呈多边形或圆形,细胞大,细胞质内含有大量脂滴,在常规切片上呈泡沫状,核圆形,较大,着色浅。网状带位于皮质最内层,与髓质直接相连,细胞排列成索并吻合成网,胞体圆形,较束状带细胞小,细胞质弱嗜酸性,胞核小,着色深,细胞质内含有较多脂褐素和少量脂滴,因而染色较束状带深。细胞间可见毛细血管和少量结缔组织。肾上腺髓质位于腺体的中心,被皮质所包围,髓质细胞呈多边形,体积较大,细胞嗜碱性。

4.脑垂体切片

(1)肉眼观察:可见染色较深的部分为远侧部,染色较浅部分为神经部,两者之间为中间部。

(2)低倍镜下观察:①远侧部:是构成腺垂体的主要部分,腺细胞呈索团状排列,细胞间有丰富的窦状毛细血管和少量的结缔组织。根据腺细胞着色的差异,可将它分为嗜色细胞和嫌色细胞两大类,嗜色细胞又可分为嗜酸性细胞和嗜碱性细胞两种。嗜酸性细胞的细胞质内含有许多嗜酸性颗粒染色呈红色。嗜碱性细胞的细胞质内含嗜碱性颗粒,染色呈紫色。嫌色细胞的细胞体积较小,细胞着色浅,界限不清。②中间部:是位于远侧部与神经部之间的狭窄部分。细胞排列成滤泡状或团索状。滤泡由单层立方上皮围成,细胞质弱嗜碱性,核圆,居中,染色浅。滤泡内有胶状物质。③神经部:有许多无髓神经纤维和神经胶质细胞核,其间为毛细血管,可见呈嗜酸性染色的赫林体。

(3)高倍镜下观察:①远侧部:嗜酸性细胞体积较大,数量较多,呈圆形或椭圆形,核圆,常偏于细胞一侧,细胞质内含有嗜酸性颗粒。嗜碱性细胞数量最少,胞体最大,呈卵圆形或多边形,细胞质内含有嗜碱性颗粒,核着色深,染色质呈颗粒状。嫌色细胞数量最多,胞体最小,呈圆形或多边形,细胞质少,着色浅,故细胞轮廓不清。②神经部:可见有的神经胶质细胞内含有棕色色素颗粒。赫林体呈均质状,大小不等,染成红色。

【知识拓展】

甲减与甲亢

甲状腺功能异常会严重影响机体发育和正常功能,导致临床疾病的发生。甲状腺功能低下时,在胎儿和婴幼儿时期,身材矮小,脑发育障碍,形成呆小症;在成人时期,则引起新陈代谢率降低、毛发稀少、精神呆滞、发生黏液性水肿等。甲状腺功能亢进时(简称甲亢),新陈代谢率增高,神经和血管兴奋增强,临床主要表现为多食、消瘦、畏热、多汗、心悸、激动等高代谢症候群,以及不同程度的甲状腺肿大和眼突、手颤、血管杂音等。

【病例讨论】

患者,女,35岁,烦躁不安、畏热、消瘦2月余。患者于2月前因工作紧张,烦躁性急,常因小事与人争吵,难以自控。着衣不多,仍感燥热多汗,在外就诊服用安神药物,效果不明显。发病以来饭量有所增加,体重却较前下降。体格检查:T 37.2 ℃,P 93 次/分,BP 132/75 mmHg。神情稍激动,眼球略突出,睑裂增宽,瞬目减少。两叶甲状腺可触及、轻度肿大、均匀,未扪及结节,无震颤和杂音。实验室检验:T_3 600 ng/dL,T_4 20.5 μg/dL,TSH<0.015 IU/mL。

请分析讨论:
1.该病人的初步诊断是什么?
2.甲状腺的组织结构是怎样的?分泌哪些激素?
3.用所学组织学知识解释下甲状腺功能亢进症出现的症状。

【实验绘图】

绘出甲状腺的镜下结构,并标注相关结构名称。

(孙天然)

项目九 呼吸系统

【导语】

看呼吸树之美,解肺泡之功能。
防气管肺损伤,免呼吸病之痛。

【实验目的】

1. 掌握气管管壁光学显微镜下的组织结构。
2. 熟悉肺导气部和呼吸部光学显微镜下的组织结构。

【实验器材】

1. 光学显微镜和数码互动系统
2. 组织切片 呼吸系统的组织切片与染色方法见表9-1。

表9-1 呼吸系统的组织切片与染色方法

组织切片名称	染色方法
气管切片	HE染色
肺切片	HE染色

【实验内容与方法】

(一)气管

1. 肉眼观察 呈圆环状,是气管的横切面,中央空腔是气管腔,周围红色管壁是气管壁,管壁内蓝紫色带状结构是透明软骨。

2. 显微镜观察

(1)低倍镜观察:管壁由内向外分别为黏膜、黏膜下层和外膜,共三层。

(2)高倍镜观察:①黏膜:由上皮和固有层构成。上皮是假复层纤毛柱状上皮,游离面可见成簇的纤毛。其间还夹有大量的杯状细胞。基膜明显,是一条淡红色且折光性较强的带状结构。固有层位于上皮下方,由疏松结缔组织构成,其内含有弹性纤维、气管腺的导管和一些小血管结构。②黏膜下层:黏膜下方被染成浅粉色的即为黏膜下层,由疏松结缔组织构成,其中可见大量混合型气管腺,染色较深。此层与固有层和外膜没有明显界限。③外膜:最厚一层,由 C 形透明软骨环和致密结缔组织构成。在软骨缺口处可见平滑肌束和结缔组织。

(二)肺

1.肉眼观察　组织结构疏松,染成紫红色,可见大小不等的小管腔或小泡状,呈海绵状或蜂窝状。

2.显微镜观察

(1)低倍镜观察:可见许多形态不规则、大小不等的管腔和空泡,各级支气管伴行的小动脉和小静脉管腔也大小不等,很多肺泡呈单个半球形小囊状结构(图 9-1、9-2、9-3)。

(2)高倍镜观察:①小支气管:管腔大,黏膜的上皮是假复层纤毛柱状上皮,其间夹有杯状细胞。黏膜的深层散在分布有平滑肌。黏膜下层有混合性腺体。外膜由透明软骨和结缔组织构成,还有小血管和淋巴管。②终末细支气管:管腔呈不规则形,黏膜皱襞明显,上皮是单层柱状上皮。杯状细胞、气管腺和软骨片完全消失不见,平滑肌明显,形成完整的环状结构,即肌层。③肺泡:不规则的空泡状结构。光学显微镜下,肺泡壁的两种上皮细胞不易区分。肺泡壁上的扁平状细胞,是Ⅰ型肺泡细胞;较大的突向肺泡壁的立方形的细胞,是Ⅱ型肺泡细胞。肺泡隔是肺泡上皮之间的薄层结构,其内有丰富的毛细血管和弹性纤维。在肺泡隔和肺泡腔内可见到体积大而圆的细胞,是肺泡巨噬细胞,此细胞的胞质内有被吞噬的黑色炭末颗粒,即尘细胞(图 9-4)。

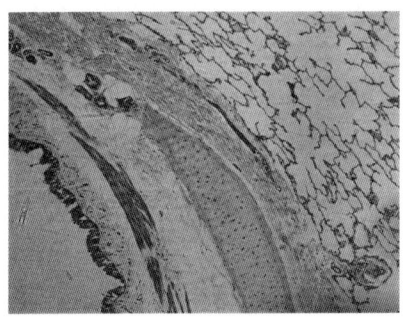

图 9-1　肺(4×10)

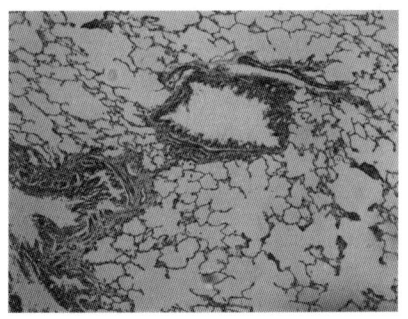

图 9-2　小支气管(10×10)

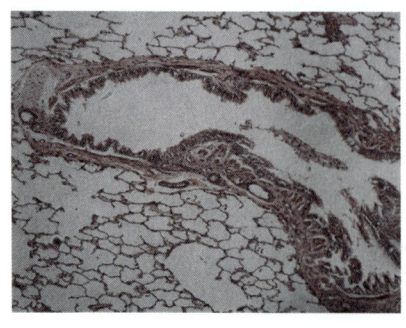
图9-3 小支气管和终末细支气管(10×10)

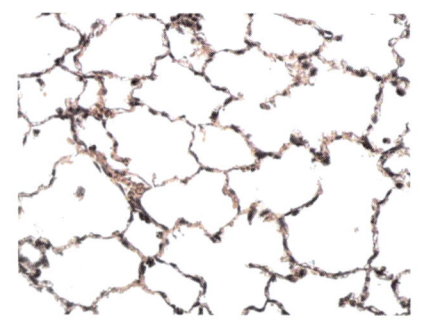
图9-4 肺泡(40×10)

【知识拓展】

克拉拉细胞与肺部疾病

克拉拉细胞分布在支气管、细支气管、终末细支气管和呼吸性细支气管等的上皮内，尤其后两者较多，是终末细支气管上皮中的主要细胞。1881年这类细胞被发现，1937年Maxclara描述其特征，以发现者名字命名。随着研究的不断深入，已经确认克拉拉细胞具有分泌水解酶、降解吸入的有毒物质、调节免疫等功能，还是呼吸道上皮的特异性干细胞及前体细胞。

克拉拉细胞分泌克拉拉细胞蛋白抗体（CCSP16）。肺泡液中CCSP16浓度最高，约为100 mg/L，为外周血中CCSP16浓度的10 000倍，巨大的浓度差促使CCSP16由呼吸道进入外周血。气-血屏障的完整性是保持两者平衡的重要因素，克拉拉细胞分泌克拉拉细胞蛋白抗体（CCSP16）。肺泡液中CCSP16浓度最高，约为100 mg/L，为外周血中CCSP16浓度的10 000倍，巨大的浓度差促使CCSP16由呼吸道进入外周血。气-血屏障的完整性是保持两者平衡的重要因素，任何导致气-血屏障完整性破坏的原因都可能引起血清中CCSP16浓度升高。因此，目前临床上把CCSP16血清浓度作为指标，检测、判断和评估结节病、慢性阻塞性肺疾病、肺挫伤等呼吸末端损伤病变的程度。任何导致气-血屏障完整性破坏的原因都可能引起血清中CCSP16浓度升高。因此，目前临床上把CCSP16血清浓度作为指标，检测、判断和评估结节病、慢性阻塞性肺疾病、肺挫伤等呼吸末端损伤病变的程度。

【病例讨论】

患者，女，3岁10个月，进食时受惊吓，之后哭闹伴阵发性呛咳，鼻孔有饭粒喷出。症状自行缓解，家长未送医院。

请分析讨论：

1.进食时受惊吓为什么会出现气管异物？

2.气管异物容易坠入哪侧的主支气管？为什么？

【实验绘图】

绘出肺泡的组织结构,并标注相关结构名称。

(王婷婷)

项目十 消化系统

【导语】

食管不走回头路,胃囊斜挂腹中留。
蜿蜒曲折是小肠,大肠形状肥嘟嘟。
管壁均有四层构,消化吸收显神手。
肝脏好似化工厂,参与代谢和解毒。

【实验目的】

1. 掌握消化管的一般组织结构及各段黏膜的组织结构特点。
2. 掌握肝小叶的形态结构及肝门管区的结构。
3. 熟悉胰腺内、外分泌部的结构。
4. 了解在光镜下如何辨认消化管各段。

【实验器材】

1. 光学显微镜和数码互动系统
2. 组织切片　消化系统的组织切片与染色方法见表10-1。

表10-1　消化系统的组织切片与染色方法

组织切片名称	染色方法
人食管切片	HE染色
人胃底切片	HE染色
犬空肠切片	HE染色
鼠结肠切片	HE染色
猪肝脏切片	HE染色
犬颌下腺切片	HE染色
人胰腺切片	HE染色

【实验内容与方法】

（一）食管

1. 肉眼观察 有几条纵行皱襞突向管腔，近腔面蓝色部位是上皮，其下是染色较浅的黏膜下层，再往下是染色较浅的肌层，外膜不明显。

2. 低倍镜观察 黏膜由复层扁平上皮、固有层和黏膜肌层构成。黏膜肌层是单层、纵向走行且较厚的平滑肌。黏膜下层可见到食管腺和神经丛。肌层为内环行外纵行排列，肌肉的性质因不同的位置而有所不同。下段为平滑肌，中段为平滑肌和骨骼肌的混合体，上段为平滑肌。外膜为纤维膜。

3. 高倍镜观察 食管腺为黏液性腺，由单层柱状的腺细胞构成，染色较浅。食管腺导管由单层立方或低柱状上皮细胞围成（图10-1）。

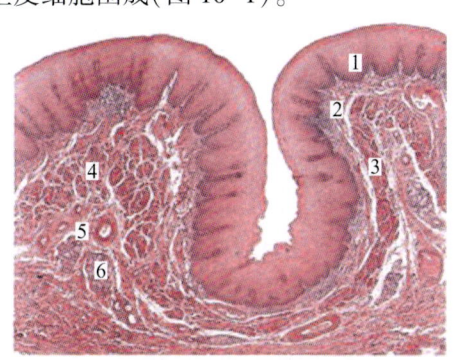

图10-1 食管
1.上皮；2.固有层；3.黏膜肌层；4.食管腺导管；5.黏膜下层；6.食管腺腺泡

（二）胃

1. 肉眼观察 在标本凹凸不平的面上，可见胃皱襞，其表面紫红色的部分为胃黏膜，皱襞的中轴为染色浅的黏膜下层。肌层较厚。

2. 低倍镜观察 由内向外，先分清胃壁四层结构，然后重点观察黏膜层。

（1）上皮：单层柱状，无杯状细胞。细胞核椭圆形，位于细胞基底部，核上区胞质染色浅。表面上皮向固有层凹陷，即形成胃小凹。

（2）固有层：沿胃小凹底继续向深部观察，可见染成红色的壁细胞和染成蓝色的主细胞，即胃底腺。胃底腺的底可接近黏膜肌层，可见胃底腺几乎占满整个固有层，腺体之间有少量结缔组织、血管，有时可见孤立淋巴小结。

（3）黏膜肌层：为平滑肌，内环外纵。

3. 高倍镜观察 观察胃底腺的三种细胞。

（1）壁细胞：主要分布于腺的颈部和体部，胞体大，圆形或三角形，胞质嗜酸性，染成红色，核圆居中，一个或双核。

（2）主细胞：在腺体的体部和底部多，细胞柱状，胞质嗜碱性，染成蓝色，核圆形位于细胞基底部。

(3)颈黏液细胞:位于腺体颈部,数量少,细胞柱状,胞质着色浅,核扁圆形或半月形,位于细胞的基底部。

(三)小肠

1.**肉眼观察** 在黏膜面上可见几个较高的突起,其表面为黏膜层,中轴为黏膜下层,这几个突起是小肠环行皱襞的切面;在皱襞表面或皱襞之间的黏膜上可见许多细小的突起,即小肠绒毛。

2.**低倍镜观察** 分清小肠壁四层结构,注意观察小肠绒毛、肠腺和皱襞的结构。黏膜,表面有许多指状(或上部宽下部稍窄)突起,中轴为固有层结缔组织,表面覆以小肠上皮,此结构即小肠绒毛。沿小肠绒毛向深部观察,可见固有层内排列密集的小肠腺。

3.**高倍镜观察**

(1)小肠绒毛:单层柱状上皮,柱状细胞表面有一薄层着色较深的结构,即纹状缘,细胞核椭圆形,位于细胞下部。柱状的吸收细胞之间有空泡状杯状细胞。绒毛中轴,固有层结缔组织,中央沿绒毛长轴排列的毛细淋巴管,即中央乳糜管,腔大壁薄,由一层内皮细胞围成。周围可见较多的毛细血管,散在平滑肌纤维和淋巴细胞等。

(2)小肠腺:单管小腺,镜下可见肠腺的各种断面,管腔小。可见肠腺细胞,即柱状吸收细胞和杯状细胞,这些细胞与小肠绒毛上皮相同。潘氏细胞,成群位于小肠腺的基部,细胞锥体形,三五成群,细胞顶部含有嗜酸性颗粒。肠腺之间有少量结缔组织,有时可见孤立淋巴小结。黏膜肌层由内环外纵平滑肌构成(图10-2)。

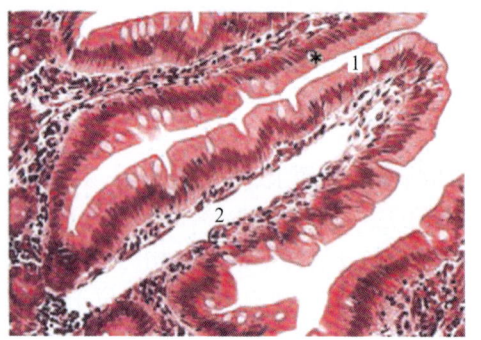

图10-2 小肠绒毛
高倍:＊杯状细胞 1.吸收细胞;2.中央乳糜管

(四)结肠

1.**肉眼观察** 一面凹凸不平蓝紫色的是黏膜,中间淡红色的为黏膜下层,外面着红色的为肌层。

2.**低倍镜观察** 在黏膜面上可见几个较高的突起,其表面为黏膜层,下方为黏膜下层,外侧为肌层。

3.**高倍镜观察**

(1)黏膜层:表面平整无小肠绒毛。①上皮:单层柱状,其中杯状细胞较多。②固有层:有许多密集排列的单管状腺,为大肠腺,可见柱状细胞和许多杯状细胞。肠腺之间有少量结缔组织,有时可见孤立淋巴小结。③黏膜肌层:内环外纵平滑肌。

(2)黏膜下层:由疏松结缔组织构成,其中有较多的脂肪细胞。

(3)肌层:内环外纵两层平滑肌。结肠带处,外纵肌增厚,其余部位外纵肌较薄。

(4)浆膜:含有较多的脂肪细胞,在浆膜表面形成肠脂垂。

(五)肝脏

1.肉眼观察　切片染成紫红色,可见多角形的肝小叶。

2.低倍镜观察　肝实质被结缔组织分隔成许多界限清晰的肝小叶,中央的管腔为中央静脉。三个小叶之间的三角地带为肝门管区(汇管区)。

(1)被膜:肝被膜较厚,有间皮覆盖,由致密结缔组织组成。

(2)肝小叶:肝的肝小叶间结缔组织较多,肝小叶的分界较为清楚。先在肝小叶的中央找到中央静脉,然后大致确定出一个肝小叶。肝小叶呈不规则形或多边形,中央有一条中央静脉的横切面,肝细胞以此为中轴,呈索状向四周呈放射状排列,称肝索。肝索之间不规则的腔,即肝血窦。窦周隙及胆小管在光镜下无法辨认。

(3)门管区:是几个肝小叶之间的三角形或椭圆形区域中的结缔组织,其中含有小叶间动脉、小叶间静脉及小叶间胆管,此区域即为门管区。

3.高倍镜观察

(1)肝小叶中央静脉为圆形小腔,壁薄(不规则),从中央静脉向四周呈辐射状的结构为肝板(肝细胞索),肝板之间的结构为肝血窦。

(2)肝细胞较大,多边形,胞质丰富,嗜酸性;核圆形(1~2个),着色浅,核仁明显。

(3)肝血窦:位于肝板之间,窦壁由内皮细胞构成。内皮细胞核圆形、着色较深,胞质为一薄层。另外有肝巨噬细胞,又称枯否细胞,胞质着色浅,核圆形。

(4)门管区:小叶间胆管,管道由单层立方(或矮柱状)上皮组成。小叶间动脉管径圆,管壁厚,有完整的平滑肌。小叶间静脉管腔大不规则,管壁薄(图10-3)。

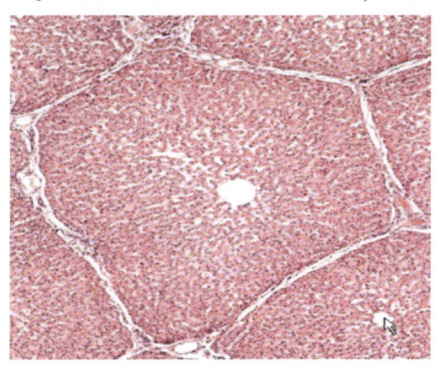

图 10-3　肝脏

(六)颌下腺

1.肉眼观察　表面有薄层粉染被膜,内部紫蓝色的团块为小叶。

2.低倍镜观察 是混合性腺,浅红色的结缔组织分隔腺实质为许多小叶。

3.高倍镜观察 在小叶内着色红而管径较大的为分泌管,而闰管短。小叶间组织内有小叶间导管,管径较大,并有血管等。

(1)浆液性腺泡:腺泡腔不明显。腺细胞锥体形,胞质嗜碱性,细胞核较圆或扁圆,居于基部。

(2)黏液性腺泡:腺泡腔较浆液性腺泡大,腺细胞呈立方形或三角形,胞质着色较淡,核扁平,位居于基部。

(3)混合性腺泡:在黏液性腺泡一侧,附着浆液性腺细胞,都以半月形式排列,称为半月。

(七)胰腺

1.肉眼观察 为紫红色组织块。外观不规则、大小不等的小区域,即为小叶。

2.低倍镜观察 被染成紫红色,结缔组织将实质分隔成许多小叶,多角形,结缔组织内有导管和血管等,小叶由染色较深的浆液性腺泡组成,并见有颜色较浅、分散存在的细胞群,即胰岛。

3.高倍镜观察

(1)腺泡:浆液性腺泡,由锥体形细胞组成。核圆形,居基底部,胞质顶部含有红色分泌颗粒。腺泡腔中央有胞心细胞,较小,胞质染色浅淡、胞核扁平或椭圆。

(2)导管:闰管较多见(长),且与腺泡直接相连,较细由单层扁平或立方细胞构成。小叶内导管管壁为单层立方上皮,小叶间导管管壁为单层柱状上皮。

(3)胰岛:HE染色只见疏松的一团细胞,其细胞类型不易区别,仅见细胞着色浅,细胞界限不清,核显著,胰岛毛细血管丰富,并含有染色较深的扁平或梭形的成纤维细胞核(图10-4)。

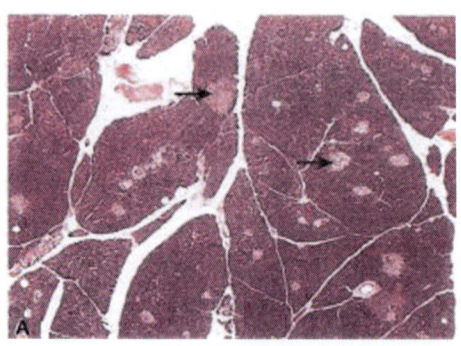

图10-4 胰腺
箭头示胰岛

【知识拓展】

糖尿病是怎么回事?

血糖是指血液内所含的葡萄糖,是人体能量的最重要来源。随着进食,碳水化合物经消化、分解为葡萄糖吸收进入血液,引起血糖增高。胰腺相应增加胰岛素分泌,促使葡萄糖进入肝脏和肌肉内合成糖原加以储备,并抑制肝糖原分解、减少糖原异生、抑制消化管对糖的吸收,稳定血糖水平。在非饮食时间,胰岛内只分泌少量胰岛素;饮食后,则分泌较大量胰岛素。

1965年9月17日,中国科学家在世界上第一次人工合成了具有生物活性的结晶牛胰岛素,标志着人类在认识生命、探索生命奥秘的正途上迈出了关键一步,也为糖尿病的治疗做出了巨大贡献。

糖尿病是一组以高血糖为主的代谢性疾病。长期存在的高血糖,将导致各种组织,特别是眼、肾、心、血管、神经的慢性损害和功能障碍。24小时内基础血糖持续增高,以及进食后血糖异常增高是糖尿病的主要特征。临床上,一般分为Ⅰ型和Ⅱ型两种类型糖尿病,其中Ⅰ型占90%以上。Ⅰ型糖尿病患者胰岛B细胞被破坏而导致胰岛素绝对缺乏,需依靠外源胰岛素存活,一旦终止胰岛素治疗则威胁生命。Ⅱ型糖尿病多起因于胰岛素抵抗伴胰岛素相对性缺乏或胰岛素分泌受损伴胰岛素抵抗,病人可口服促进胰腺分泌胰岛素的药物降糖,但长期观察表明,效果往往不能持久。

贮脂细胞与肝硬化

肝硬化是一种慢性疾病,主要病理表现是肝实质细胞广泛破坏、变性、坏死与再生,伴有纤维组织增生,正常的肝结构紊乱。肝硬化的大量胶原纤维来自贮脂细胞,该细胞增生活跃,可转化成纤维样细胞。初期增生的纤维组织尚未互相连接形成间隔,称为肝纤维化。如果继续发展,小叶中央区和门管区等处的纤维间隔将互相连接,使肝小叶结构和血液循环改建而形成假小叶,即肝硬化。

【病例讨论】

患者,男性,41岁。上腹不适6年余,周期性发作,多在秋冬和冬春季节交替时发病,每次发作约1个月。发作时腹部钝痛、有烧灼感,而且与进食有关,进餐后疼痛加重,饥饿时感觉稍好。每次腹痛发作口服抑制胃酸分泌药物奥美拉唑可缓解。

实验室检查:血常规、便常规检查未见异常,拟进行胃镜检查和幽门螺杆菌检测。

初步诊断:胃溃疡。

请分析讨论:

1. 胃壁的组织结构有哪些?
2. 描述胃底腺壁细胞与主细胞光镜下的形态结构特点及各分泌何种激素。

【实验绘图】

绘出肝小叶的镜下结构,并标注相关结构名称。

(龚阿芳)

项目十一 泌尿系统

【导语】

血液循环小球行,原尿曲管踏征程。
历尽千淘万滤路,内环境中寻平衡。

【实验目的】

1. 掌握肾单位的光镜、电镜结构和功能。
2. 熟悉肾球旁复合体的组成、结构和功能。
3. 了解集合小管、乳头管的分布及结构,输尿管和膀胱的一般结构。

【实验器材】

1. 光学显微镜和数码互动系统
2. 组织切片　泌尿系统的组织切片与染色方法见表11-1。

表11-1　泌尿系统的组织切片与染色方法

组织切片名称	染色方法
犬肾脏切片	HE染色
猫膀胱切片	HE染色
犬输尿管切片	HE染色

【实验内容与方法】

(一) 肾脏

1. 肉眼观察　此标本为一个肾叶的纵切面,表层深红色部分是肾皮质,深部色浅部分是肾髓质。

2. 低倍镜观察　肾表面的致密结缔组织为肾被膜。实质分皮质和髓质,皮质染色较深,有许多肾小体,髓质内有密集排列的小管,二者之间可见较大弓形血管的断面。

(1) 皮质:皮质内圆球状结构为肾小体,肾小体所在部位是皮质迷路。周围有许多近曲小管和远曲小管的各种断面。

(2)髓质:位于肾皮质的深层,主要由纵行并与髓放线相连的肾小管和集合小管组成,其中含少量结缔组织及血管。近端小管直部与远端小管直部,其结构分别与曲部相似。细段管腔小管壁由单层扁平上皮构成,含核部分较厚。集合小管管腔大,管壁由立方或柱状上皮构成,细胞界限清楚,染色较淡。

3.高倍镜观察

(1)肾小体:血管球在肾小体中部分可见成团的毛细血管切面及球内系膜细胞和足细胞。有的可见血管极,有入球或出球微动脉的切面。有的可见尿极与近曲小管相连(图11-1)。

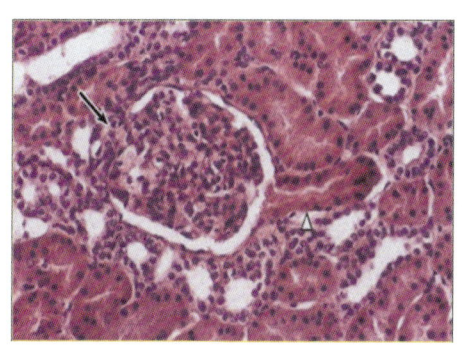

图11-1 肾
箭头示肾小体;三角形示近曲小管

(2)肾小囊:标本中肾小体外周的单层扁平上皮为肾小囊外层(壁层)清楚可见,肾小囊内层为足细胞,因与毛细血管内皮紧密相贴所以不易分清。肾小囊内、外层之间较窄的腔为肾小囊腔。

(3)近端小管曲部:位于肾小体附近,管腔小而不规则,上皮细胞为锥体形,细胞界限不清,核圆形,位于细胞基部,胞质嗜酸性强染成红色。细胞游离面可见整齐的刷状缘。

(4)远端小管曲部:位于肾小体附近,管腔大而规则,管壁薄由单层立方上皮构成,染色浅,细胞界限清楚,核圆形位于细胞中央。

(5)致密斑:在远直小管切面上,靠近血管极侧的上皮细胞排列比较紧密,细胞呈柱状,胞核密集,此即致密斑。在其附近还有球旁细胞和球外系膜细胞。

(二)膀胱

观察收缩状态的膀胱。

1.肉眼观察　膀胱标本凹面是膀胱腔面,呈紫蓝色,其下方是染成粉红色的肌层。

2.低倍镜观察　可见膀胱壁很厚,黏膜有许多皱襞。其壁由内向外分黏膜、肌层和外膜各层,构造类似输尿管,只是肌层较厚,由三层组成,各层界限不清。

3.高倍镜观察　上皮为变移上皮,表面细胞较大为盖细胞,盖细胞胞质近游离面处呈强嗜酸性,可见双核(图11-2)。

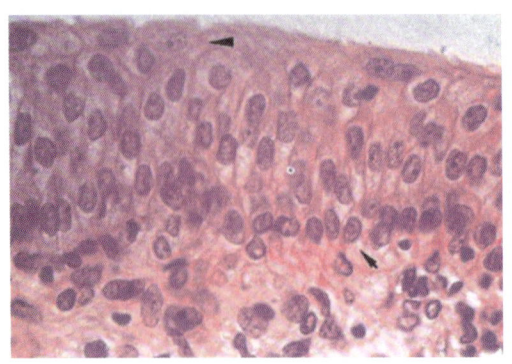

图 11-2 膀胱
黑色三角形示盖细胞；箭头示上皮细胞

(三)输尿管

1.肉眼观察 输尿管标本呈圆形,管腔较小,腔面不规则,管壁较厚。

2.低倍镜观察 输尿管很细,管腔不规则呈星形,管壁由内向外分黏膜、肌层及外膜。

3.高倍镜观察 黏膜形成许多纵行皱襞突向腔内。

(1)黏膜由上皮和固有层构成。①上皮:为变移上皮(注意与复层扁平上皮的区别)。②固有层:为变移上皮下方,由结缔组织构成,其中有小血管。

(2)肌层:内环、外纵平滑肌。

(3)外膜:由结缔组织构成,其中有血管和小神经束。

【知识拓展】

链球菌感染与肾小球肾炎

链球菌感染引起的肾小球肾炎,亦称急性肾小球肾炎,起病急,是以血尿蛋白尿少尿、高血压、水肿甚至氮质血症为临床特征的一组疾病。溶血性链球菌感染引起扁桃体炎或猩红热,细菌抗原与人体内的抗体(免疫球蛋白)结合,形成抗原抗体免疫复合物,沉积在肾小球毛细血管基膜上,使滤过膜受损,通透性增高,肾小体毛细血管球内的大分子蛋白质乃至血细胞可通过受损的滤过膜进入肾小囊腔,通过肾小管排出体外,引起蛋白尿和血尿等。

【病例讨论】

患者,男童,11岁,因"血尿、颜面水肿2天"入院。患儿于入院前7天感冒后出现肉眼血尿,颜面水肿,呈凹陷性水肿,伴尿量减少、发热;无盗汗、寒战,无胸闷、胸痛,无呼吸困难、发绀等症状。

实验室检查:尿红细胞增多,为肾小球源性血尿,尿蛋白多,达"+~++",可见红细胞管型。

初步诊断：急性肾小球肾炎。

请分析讨论：

1.肾小球滤过膜有哪些结构和功能？

2.患者出现蛋白尿、血尿的机制是什么？

【实验绘图】

绘出肾单位的镜下结构，并标注相关结构名称。

（龚阿芳）

项目十二

男性生殖系统

【导语】

精原细胞是起始,初母次母到精细;
减数分裂是特征,成熟天数六十一。

【实验目的】

1. 掌握睾丸的一般组织结构、精子发生的过程和睾丸间质细胞的形态特点。
2. 了解前列腺的组织结构特点。
3. 了解附睾的组织结构特点。

【实验器材】

1. 光学显微镜和数码互动系统
2. 组织切片　男性生殖系统的组织切片与染色方法见表12-1。

表12-1　男性生殖系统的组织切片与染色方法

组织切片名称	染色方法
睾丸切片	HE染色
附睾切片	HE染色
前列腺切片	HE染色
输精管切片	HE染色

【实验内容与方法】

（一）切片观察方法

首先,观察切片应集中注意力。观察顺序为先肉眼,再低倍,后高倍。必要时才使用油镜。先用肉眼观察标本的大致轮廓、形态和染色情况,再用低倍镜观察。要重视低倍镜的观察,它可以了解组织切片的全貌、层次和位置关系。而高倍镜下的观察是局部的放大。因此,放置切片后,切勿立即用高倍镜观察。要培养自己正确的观察习惯,即从整体到局部,从一般结构到特殊、微细结构。要注意切面与立体的关系,相邻各部分之间的关系,并联系机能理解结构。先了解标本的一般结构共性,再抓个别的特征,对类似的组织器官要相互比较区别。

（二）实验内容

1.睾丸切片

（1）肉眼观察:标本中较厚呈红色的膜为睾丸纵隔,其一侧较大而致密的结构为睾丸。

（2）低倍镜观察:睾丸表面的致密结缔组织为白膜,有间皮覆盖。睾丸与附睾相邻处较厚的致密结缔组织为纵隔,内有许多不规则的腔隙,即睾丸网。睾丸实质分为许多小叶,小叶内可见许多生精小管的断面。小管之间有间质细胞和结缔组织(图12-1)。

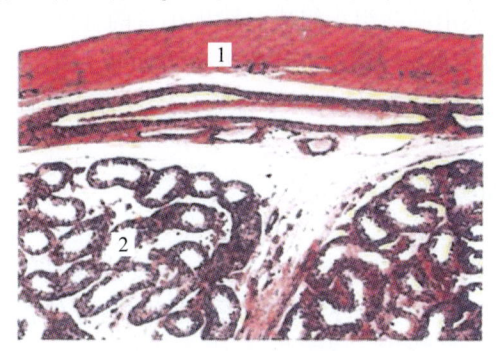

图12-1　睾丸光镜图
1.白膜;2.生精小管

（3）高倍镜观察:生精小管的上皮为生精上皮,细胞5～10层,有明显的基膜。基膜外有肌样细胞,呈梭形。注意观察各级生精细胞和支持细胞的特点,了解精子的发生过程。①精原细胞:位于基膜上,细胞圆形,胞体小,核圆,着色深。②初级精母细胞:在精原细胞内侧,有2～3层细胞,胞体最大、圆形,核也较大,常呈有丝分裂状态。③次级精母细胞:在初级精母细胞内侧,胞体较小,结构与初级精母细胞相似,次级精母细胞在切片上不易见到。④精子细胞:多位于近管腔处,细胞体积很小,胞质嗜酸性,核圆形,染色很深。⑤精子:为成熟的生殖细胞,多靠近管腔,精子头部小,呈梨形,染色很深。⑥支持细胞:位于各级生精细胞之间,细胞呈锥体形,体积很大,由基膜直达管腔。细胞轮廓不清,核呈卵圆形或三角形,位于细胞基部,染色浅,核仁明显。

睾丸间质细胞多成群分布于生精小管间的结缔组织中,细胞呈圆形、椭圆形或多角形,胞质嗜酸性,有时可见棕黄色色素颗粒。核大而圆,常偏于细胞一侧,核仁明显。

2.附睾切片

（1）肉眼观察:位于睾丸上方椭圆形结构。

(2)低倍镜观察:全面观察标本,周围可见结缔组织被膜,中间可见许多管腔规则或不规则的管道横切面(图12-2)。

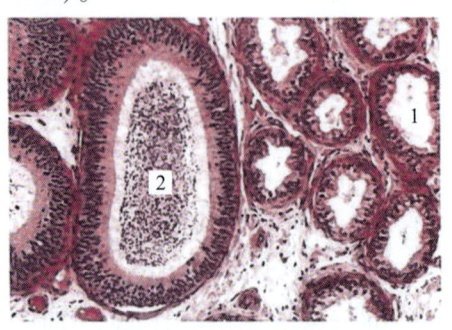

图12-2 附睾光镜图
1.输出小管;2.附睾管

(3)高倍镜观察:被膜由结缔组织组成。输出小管的管壁较薄,由柱状纤毛细胞和立方细胞相间排列而成,故腔面高低不平,基膜外有少量环行平滑肌。附睾管为假复层柱状上皮,细胞游离面有纤毛,腔面规则,附睾管壁有较多的平滑肌,腔内常有许多精子。

3.输精管切片
(1)肉眼观察:可见圆形组织。
(2)低倍镜观察:管壁分三层,管腔不规则。
(3)高倍镜观察:①黏膜:形成皱襞突入腔内,上皮为假复层柱状上皮,有的有纤毛,有的则没有;②肌层:由内纵、中环、外纵三层平滑肌组成;③外膜:结缔组织(图12-3)。

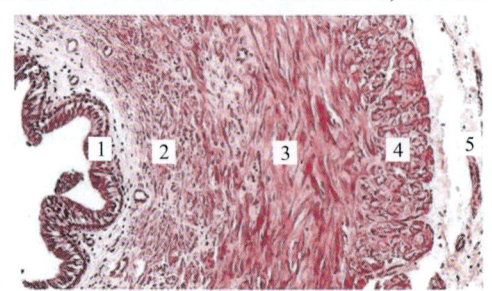

图12-3 输精管光镜图
1.黏膜;2.肌层(内纵行);3.肌层(中环行);4.肌层(外纵行);5.外膜

4.前列腺切片
(1)肉眼观察:切面为锥形,锥底较密,染色深,为被膜,其余为腺实质。
(2)低倍镜观察:被膜及间质:腺体表面有结缔组织的被膜,其中富有平滑肌纤维,被膜的平滑肌和结缔组织伸入腺实质形成间质成分。腺泡由单层立方、柱状或假复层柱状上皮构成。腔大,多皱襞,故腔面不规则,腔内常有圆形小体,为板层样结构,即凝固体,也可钙化为结石。导管为单层柱状或立方上皮,与腺泡不易区分(图12-4)。

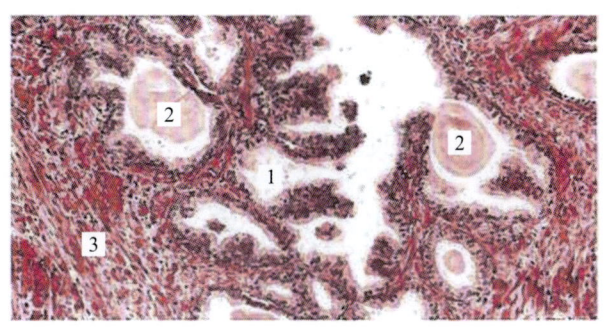

图 12-4　前列腺光镜图
1.腺泡;2.前列腺凝固体;3.平滑肌

(3)高倍镜观察:重点观察前列腺腺泡和凝固体。前列腺腺泡上皮形态多样,为单层立方上皮、单层柱状上皮或假复层柱状上皮,腺腔较大,形状不规则。凝固体在腺泡腔内可见大小不等、圆形或椭圆形的前列腺凝固体,被染成红色。被膜和基质的结缔组织中含有丰富的平滑肌。

【知识拓展】

隐睾组织学结构改变与男性不育

胚胎时期睾丸由腹膜后腰部经腹股沟管下降至阴囊,阴囊温度低于体温 2~3 ℃,这种温度差异乃是确保精子发生的重要条件之一。而隐睾病人由于睾丸下降异常,不在阴囊内,其与体温的温度差异也随之消失,而温度的升高可使睾丸上皮萎缩,从而阻碍精子发生,产生不育。其组织学结构可在不同年龄阶段有所变化:1 岁后即可见生精上皮的超微结构改变;2 岁时可见生精上皮的结构改变;青春期后可见大多数隐睾患者的生精上皮萎缩,但睾丸间质结构不受影响。睾丸位置异常不仅影响生育能力,而且易发生恶变。通常,1 岁内的隐睾患者睾丸仍有自行下降至阴囊内的可能,可采用激素治疗;若 2 岁以后仍未下降,则应手术治疗。

【思考题】

试述精子的发生过程。

【实验绘图】

绘出睾丸的镜下结构,并标注相关结构名称。

(孙天然)

项目十三 女性生殖系统

【导语】

孕育生命之摇篮,伟大母爱之使者。

【实验目的】

1. 掌握卵巢光学显微镜下的组织结构及卵泡发育过程中的结构变化。
2. 熟悉子宫光学显微镜下的组织结构及子宫内膜周期性的变化。
3. 了解乳腺和输卵管光学显微镜下的组织结构。

【实验器材】

1. 光学显微镜和数码互动系统
2. 组织切片　女性生殖系统的组织切片与染色方法见表13-1。

表13-1　女性生殖系统的组织切片与染色方法

组织切片名称	染色方法
卵巢切片	HE 染色
子宫切片	HE 染色
乳腺切片	HE 染色
输卵管切片	HE 染色

【实验内容与方法】

(一)卵巢(HE 染色)

1. 肉眼观察　卵巢是卵圆形结构,表面光滑,周边部分较厚为卵巢皮质,中央狭小部分结构疏松是卵巢髓质。
2. 低倍镜观察　卵巢表面覆有单层扁平或立方上皮,其下方由致密结缔组织构成白膜。卵巢周边部分为皮质,其内可见很多大小不等的圆形空泡,即各级的卵泡。中央狭小部分是卵巢髓质,由结缔组织和丰富血管构成(图13-1、13-2、13-3)。

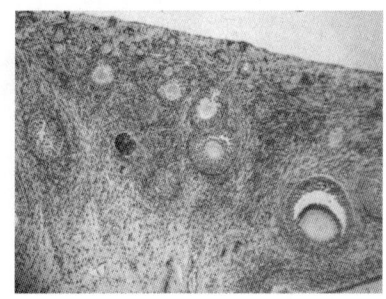

图13-1　卵巢(4×10)

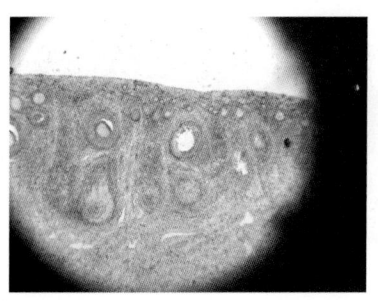

图13-2　卵巢(10×10)

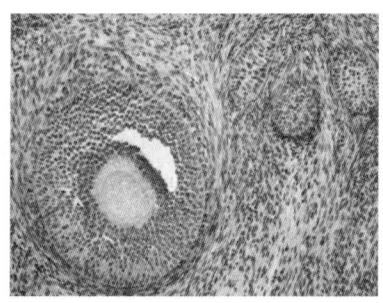

图13-3　卵巢(20×10)

3.高倍镜观察

(1)原始卵泡:位于皮质浅层,白膜下方,数量多,体积小,由中央一个大的初级卵母细胞和周围一层扁平的卵泡细胞构成。初级卵母细胞大而圆,核也大而圆,色浅,核仁明显,胞质嗜酸性。卵泡细胞之间的细胞界限不明显,只能见到染色较深的扁圆形细胞核。

(2)初级卵泡:体积比原始卵泡大。中央是体积增大的初级卵母细胞,表面有嗜酸性红色均质状的透明带,紧靠卵母细胞周围有一层放射状排列的柱状细胞,即为放射冠。卵泡细胞由扁平变成立方或柱状,由一层变多层。卵泡周围的结缔组织形成卵泡膜。

(3)次级卵泡:位于皮质深层,卵泡体积进一步增大。初级卵母细胞体积也增大。初级卵母细胞周围的卵泡细胞层数增多,卵泡细胞间出现一些大小不等的腔隙,小腔隙逐渐合并成一个大腔隙,即为卵泡腔。腔内有粉红色物质,是卵泡液。卵丘:由初级卵母细胞与周围一些卵泡细胞构成。因卵泡液增多、卵泡腔变大,将初级卵母细胞与周围的一些卵泡细胞挤到卵泡腔的一侧,形成一个凸入卵泡腔的隆起,即为卵丘。紧挨初级卵母细胞的一层卵泡细胞整齐排列,呈放射状,即为放射冠。构成卵泡壁的卵泡细胞为颗粒层。卵泡膜:分为内外两层。内膜层紧贴颗粒层,结构疏松,含有较多的多边形或梭形的膜细胞和丰富的小血管。外膜层为结缔组织,血管少、纤维多,细胞也少,有少量平滑肌细胞(图13-4、13-5)。

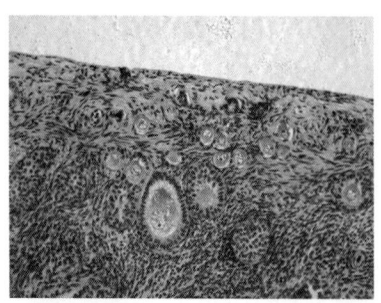
图13-4 次级卵泡(20×10)

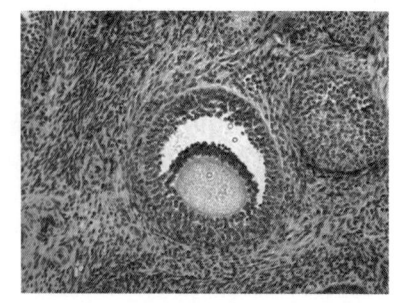
图13-5 次级卵泡(20×10)

(4)成熟卵泡:体积更大,明显突向卵巢表面。透明带和放射冠也更加明显。卵泡腔很大,腔内充满卵泡液。颗粒层变薄。

(5)闭锁卵泡:出现在卵泡发育的任何时期。原始卵泡与初级卵泡闭锁的共同特征是卵母细胞发生核固缩,形态不规则,卵泡细胞停止分裂。卵母细胞和卵泡细胞退化消失。透明带塌陷,最后消失。膜细胞肥大,变成上皮样细胞,为间质细胞或间质腺。

(6)黄体:很大的淡粉红色细胞团。由颗粒黄体细胞和膜黄体细胞构成。颗粒黄体细胞位于黄体中央,数量多,体积大,多边形,胞质粉红色。膜黄体细胞位于黄体周边,数量少,体积小,形态不规则。

(二)子宫(增生期,HE染色)

1.肉眼观察 表面染成蓝紫色较薄的一层是内膜,染成粉红色很厚的部分是肌层。

2.低倍镜观察 子宫壁分为三层,由内向外依次为内膜、肌层和外膜。

3.高倍镜观察

(1)内膜:由上皮和固有层构成。上皮为单侧柱状上皮,少数细胞表面有纤毛。固有层较薄,有大量梭形或星形的基质细胞和子宫腺。子宫腺是管状腺,上皮是单层柱状上皮,腺体较小,腺腔窄且直,腺腔内无分泌物。

(2)肌层:很厚,由平滑肌构成,肌纤维分层排列,血管很多。

(3)外膜:由结缔组织和间皮构成,是浆膜。

(三)乳腺(静止期)

1.肉眼观察 呈蓝紫色的是表皮,在粉红色的组织中可见散在分布的蓝紫色小团是乳腺小叶。

2.低倍镜观察 结缔组织和脂肪组织较多,将腺分成小叶。腺泡少,导管不发达,腺腔小。可见管腔大而不规则,上皮是单层柱状上皮的小叶间导管。小的导管和腺泡难以区别。

3.高倍镜观察 腺泡和小叶内导管的上皮为单层立方形或低柱状。小叶间导管为复层柱状上皮,总导管管壁上皮为复层扁平上皮。

(四)输卵管

1.肉眼观察 腔内有很多皱襞,染成紫色部分是黏膜,周围染成红色部分是肌层。

2.低倍镜观察　管壁分为三层:黏膜、肌层和浆膜。管腔几乎被皱襞充满,只有一条缝隙。

3.高倍镜观察

(1)黏膜:上皮是单层柱状上皮,有纤毛细胞和无纤毛细胞,纤毛细胞核呈圆形或椭圆形,染色较浅,细胞的游离面有纤毛。无纤毛细胞位于纤毛细胞之间,细胞核呈长椭圆形,着色深,是分泌细胞。固有层较薄,由结缔组织构成。

(2)肌层:由内环外纵两层平滑肌构成。纵形排列的平滑肌很分散,其周围充满大量的结缔组织和血管。

(3)浆膜:由结缔组织和间皮构成。

【知识拓展】

被很多人当成餐桌补品的医疗垃圾

在一些地方,吃胎盘是一种流传已久的民间习俗,很多人认为有神奇功效。事实可能和很多人的想象大相径庭。胎盘其实更像是一个个"肿瘤"组成的拼盘,吃胎盘,就像是吃煮熟的"肿瘤"拼盘。

机体会发生基因变异,胚胎也不例外。在早期,受精卵分裂迅速,胚胎为了自救,有些基因组出错或者突变得太厉害的细胞,就可能被丢去胎盘,而不是留在胎儿这边。而胎盘就这样不断地容留这些错误变异,使得自身发育的更像一个肿瘤合集。胎盘牺牲自己成全胚胎。

这样带血的医疗垃圾,却被一些人声称可以延年益寿、美容养颜、补充多种微量元素,被各种各样隐匿的作坊风干,磨成粉,做成胶囊……形成了一条暴利的黑色产业链。

没有任何科学证据表明胎盘对人类有任何临床益处。相反,疾病控制与预防中心指出,由于在制作包封过程中无法根除传染性病原体,还是建议应避免摄入胎盘。

【病例讨论】

患者,女,26岁,已婚,短期闭经后,急性腹痛伴不规则点滴阴道流血,到医院就诊。结合以往病史和体检、实验室检查、B超检查等,医生初步诊断为异位妊娠破裂。

请分析讨论:

异位妊娠最常发生于什么部位? 有何风险?

【实验绘图】

绘出次级卵泡的镜下结构,并标注相关结构名称。

(王婷婷)

项目十四 感觉器官

【导语】

看到多姿多彩的美好,才知光明是生之向往。
听到声韵交响之美妙,才知和美与共的重要。

【实验目的】

1.掌握眼球的组织结构、耳蜗的组织结构。
2.熟悉角膜和视网膜的组织结构、膜蜗管和螺旋器的组织结构。
3.了解眼睑的组织结构、骨迷路与膜迷路的关系。
4.能辨认光镜下眼球的结构组成、耳蜗的结构组成;能把结构和功能相联系,解释人眼的视觉形成和人耳的听觉形成。
5.通过认识眼和耳的微细结构,激发学习兴趣,培养观察能力、分析问题和解决问题能力,塑造尊重科学、认真求知的学习态度。

【实验器材】

1.光学显微镜和数码互动系统
2.组织切片　感觉器官的组织切片与染色方法见表14-1。

表14-1　感觉器官的组织切片与染色方法

组织切片名称	染色方法
人眼球切片	HE染色
人上眼睑切片	HE染色
豚鼠内耳切片	HE染色

【实验内容与方法】

(一)眼球

眼包括眼球、眼睑、眼外肌和泪器等,眼球由眼球壁和眼内容物组成。眼球壁由外至内依次分为纤维膜、血管膜和视网膜,眼内容物包括房水、晶状体和玻璃体。

1.**肉眼观察** 外围紫红色圈状结构为眼球壁,向外凸出的一面为角膜,其余部分的外层红色结构为纤维膜和血管膜,内层紫蓝色薄层结构为视网膜,角膜后一椭圆形的红色结构为晶状体。晶状体前方两条棕色结构为虹膜,中间的空隙为瞳孔的切面,虹膜根部呈紫色三角形结构为睫状体。

2.**低倍镜观察** 眼球壁的三层结构,由外向内分为纤维膜、血管膜、视网膜。眼球壁包裹的内容物从前向后为房水、晶状体和玻璃体(图14-1)。

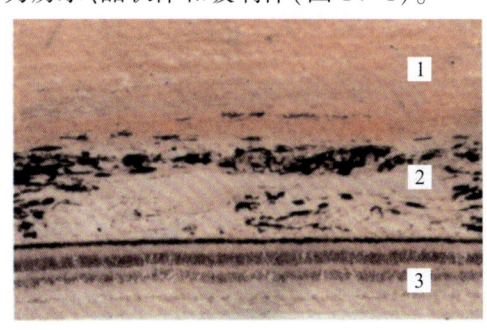

图14-1 眼球壁
1.纤维膜;2.脉络膜;3.视网膜

(1)纤维膜:最外层,呈红色,包括前面的角膜和后面的巩膜。前方纤维膜的1/6为角膜,稍向前凸;后方纤维膜的5/6为巩膜,巩膜染色比角膜深,由致密结缔组织组成。

(2)血管膜:中间一层,由富含血管和色素细胞的疏松结缔组织组成,自前向后分为虹膜、睫状体和脉络膜三部分。虹膜游离于角膜之后,晶状体之前,其根部与睫状体相连。自虹膜向后增厚的部分为睫状体,断面呈三角形。脉络膜紧贴巩膜内面,与睫状体相连,其最内层是均质浅色的玻璃膜。虹膜与角膜之间为前房,虹膜与晶状体之间为后房,二者经瞳孔相通;在前房内,虹膜与角膜交界处构成前房角,前房和后房统称眼房,眼房内充满房水。

(3)视网膜:为眼球壁最内层,衬于脉络膜内面,呈紫蓝色。视网膜分为盲部和视部,两者交界处呈锯齿状,称锯齿缘。

(4)晶状体:为虹膜之后的椭圆形体,染成深红色。

(5)玻璃体:位于晶状体之后,其中的胶状体多因制片而流失,有时可见玻璃体囊。

3.**高倍镜观察**

(1)角膜:由前向后分为角膜上皮、角膜基质、角膜内皮(图14-2)。①角膜上皮:为未角化的复层扁平上皮,由5~6层细胞组成,上皮基部平整。②角膜基质:较厚,由多层与表面平行排列的胶原板层构成,其间有扁平的成纤维细胞,无血管。③角膜内皮:为单层扁平上皮组成。

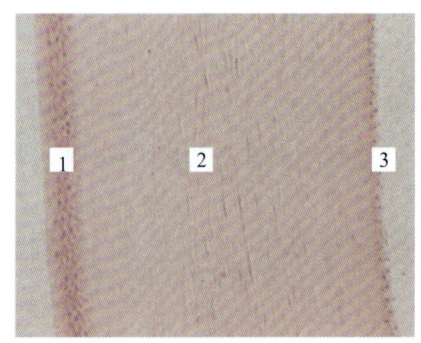

图 14-2　角膜
1.角膜上皮；2.角膜基质；3.角膜内皮

（2）血管膜：由前向后分为三部分，包括虹膜、睫状体和脉络膜。①虹膜：外缘与睫状体相续，内缘为瞳孔。虹膜由前向后分三层。前缘层：由一层不连续的成纤维细胞和色素细胞组成。虹膜基质：为疏松结缔组织，有丰富的血管和色素细胞。虹膜上皮：由两层细胞组成。前层细胞为肌上皮细胞，近瞳孔缘处呈环行走向为瞳孔括约肌，远离瞳孔缘呈放射状排列为瞳孔开大肌；后层细胞内充满色素颗粒，即色素细胞。②睫状体：呈三角形，由外向内分三层。外层为睫状肌，肌纤维排列呈环行、纵行和放射状；中间为基质，为富含血管和色素细胞的结缔组织；内层为睫状上皮，又由两层细胞组成，外层为立方形的色素上皮细胞，内层为立方形或矮柱状的非色素上皮细胞。③脉络膜：衬于巩膜内面，为疏松结缔组织，富含血管和色素细胞。

（3）视网膜：在 HE 染色切片中，由外向内可分色素上皮层、视细胞（感光细胞）层、双极细胞层和节细胞层（图 14-3）。①色素上皮层：呈棕黑色，为单层立方上皮，内含许多色素颗粒，细胞分界不清。②视细胞层：由视锥细胞和视杆细胞组成，呈红色纵纹状。③双极细胞层：由双极细胞构成，双极细胞为双极神经元，分别与视细胞和节细胞形成突触。④节细胞层：由一层散在的节细胞组成，节细胞为多极神经元，轴突向视神经乳头汇集成视神经。

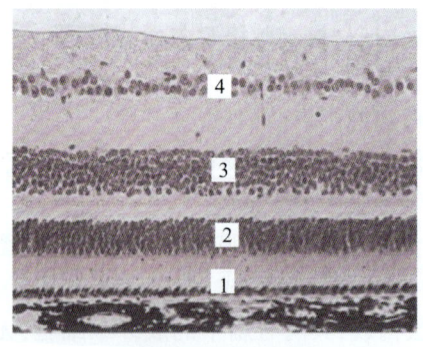

图 14-3　视网膜
1.色素上皮层；2.视细胞层；3.双极细胞层；4.节细胞层

(4)黄斑和中央凹：在眼球的后极，有一淡黄色区域，称为黄斑。其中央有一凹陷称中央凹，位于眼球后极附近，该处视网膜的厚度逐渐变薄，形成凹陷，只含有色素上皮细胞和视锥细胞。该处没有血管。

（二）眼睑

1.肉眼观察　上眼睑切面呈长三角形，稍弯曲，凸侧紫蓝色边缘为皮肤，凹侧紫蓝色边缘为睑结膜，两者相接处为睑缘，可见睫毛。

2.低倍镜观察　自皮肤面向睑结膜面依次观察，包括皮肤、皮下组织、肌层、睑板和睑结膜。

（1）皮肤：较薄，在近睑缘处可见各种断面的睫毛毛囊，睫毛根部附近的小皮脂腺又称Zeis腺，睑缘处还可见腺腔较大的汗腺，称睫腺（Moll腺）。

（2）皮下组织：为薄层疏松结缔组织。

（3）肌层：在皮肤内面为成束的骨骼肌，即眼轮匝肌。

（4）睑板：由致密结缔组织构成，内有睑板腺，为皮脂腺，有导管开口于睑缘。

（5）睑结膜：为薄层黏膜，上皮为复层柱状上皮，固有层为薄层结缔组织。

（三）内耳

耳由外耳、中耳和内耳组成，前两者传导声波，后者为听觉感受器和味觉感受器的所在部位。外耳由耳郭、外耳道和鼓膜构成，中耳包括鼓室和咽鼓管。内耳由骨迷路和膜迷路组成，骨迷路从前至后分为耳蜗、前庭和半规管，膜迷路悬系在骨迷路内，相应分为膜蜗管、膜前庭和膜半规管。膜迷路腔内充满内淋巴，膜迷路与骨迷路之间充满外淋巴。

1.肉眼观察　标本上有7个管腔，即骨蜗管的横切面，围绕在蜗轴两旁（图14-4）。

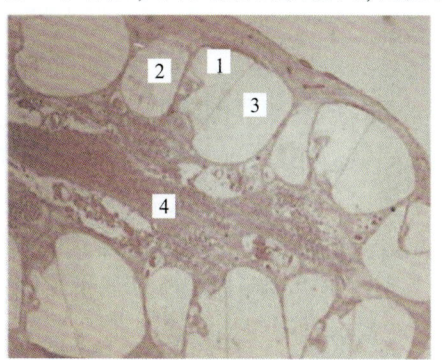

图14-4　耳蜗
1.膜蜗管；2.鼓室阶；3.前庭阶；4.蜗轴

2.低倍镜观察　可见骨蜗管围绕于蜗轴两旁，蜗轴底部较顶部宽，内有耳蜗神经、结缔组织及血管，在骨蜗管内可见三个小腔，其中的一个三角形小腔为膜蜗管。

3.高倍镜观察　膜蜗管截面呈三角形，分上、外、下三个壁（图14-5）。

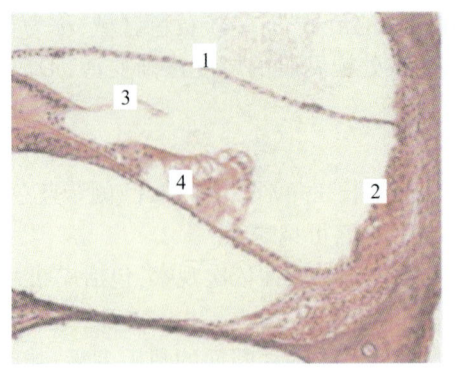

图 14-5 膜涡管
1.前庭膜；2.血管纹；3.盖膜；4.螺旋器

(1)上壁：前庭膜，为结缔组织薄膜，两面覆有单层扁平上皮。

(2)外侧壁：螺旋韧带，骨膜增厚形成螺旋韧带，其蜗管面有一层复层柱状上皮，含有毛细血管，故又称血管纹。

(3)下壁：由骨螺旋板和基底膜组成，骨螺旋板为自蜗轴伸出的骨突起，基底膜上有螺旋器。由螺旋缘向蜗管中伸出红色的薄膜，称盖膜。螺旋器内可见柱细胞、指细胞和毛细胞。①柱细胞：基部较宽，排列成内、外两行，称内柱细胞和外柱细胞，它们在基部、顶部彼此连接，细胞中部分离，围成一条三角形的内隧道，核位于隧道两侧的近基部。②指细胞：内指细胞为 1 列，位于内柱细胞内侧，外指细胞排成 3~4 列。细胞呈杯状，位于基底膜上，核圆形位于细胞中部，顶部凹陷内托着毛细胞。③毛细胞：内毛细胞为 1 列，呈烧瓶状，位于内指细胞的顶部凹陷内顶部有静纤毛、外毛细胞排列成。

【知识拓展】

近视的真相

眼轴是由角膜正中到视网膜黄斑之间的一条假设线，正常值约为 24 mm。眼轴随着年龄增大而逐渐增长。当眼轴在儿童发育期增长过快导致过长（大于正常值 24 mm），外界光线进入眼球后聚集的焦点落在视网膜之前，使得看远物时模糊不清，即为近视，可配戴近视镜（凹透镜）矫正。目前中国青少年近视率高居世界第一，近视率超过了 70%，而美国青少年近视率约为 25%，德国青少年近视率在 15% 以下。国内外大量相关研究表明，户外活动时间长短是影响视力的最显著因素，每天最低 2 小时户外活动可以有效预防近视。户外活动时，户外阳光充足的刺激可以使视网膜感光细胞分泌大量多巴胺，而大量多巴胺可以保证眼球正常发育，使眼轴不过度增长。

人工耳蜗

人工耳蜗是一种电子听觉装置系统，该系统由体内装置和体外装置两部分组成。体内装置包括电极和接收器,体外装置包括言语处理器、方向性麦克风和传送导线。现在全世界已把人工耳蜗作为治疗重度聋至全聋的常规方法。通过人工耳蜗植入技术将人工耳蜗体内装置植入重度或极重度耳聋患者耳内,人工耳蜗的体外装置收集语音信号,由言语处理器将语音信号转换为一定编码形式的电信号,通过植入体内的电极系统刺激患者残存的听觉感受器,兴奋地听神经把神经冲动传递到听觉中枢,产生听觉,由此恢复或重建聋人的听觉功能。人工耳蜗的出现给耳聋患者尤其是耳聋患儿带来美好的希望和未来。

【病例讨论】

患者,女,9岁,双眼经常感觉干涉、疲劳,经常视物不清,看近处清楚,看远处不清楚,看远处事物必须眯眼才能看清。检查:右眼视力0.4,左眼视力0.4,矫正视力1.0,眼压:右眼20 mmHg,左眼21 mmHg。诊断:近视。

请分析讨论:

1.人眼的视觉是怎么形成的?
2.晶状体在眼球内有何作用?

【实践作业】

1.实践项目　社区青少年近视的现状调查和防控宣教。
2.实践目的　促使学生系统掌握所学相关知识,并用所学知识,分析和解决社会问题——青少年近视问题,提高学习和实践能力,在社区调查和宣教中培养学生的服务社会意识。
3.实践方案　学生自由组合成学习小组,调查某一区域的青少年近视情况以及人们对近视原因和防控方法的认识,并利用所学的眼组织结构和视觉形成知识,进行近视防控的社区宣传教育。
4.实践报道或学生总结

【实验绘图】

绘出眼球的组织学结构,并标注相关结构名称。

(徐海瑛)

项目十五

皮肤

【导语】

父母发给的最美丽外套,人生独一无二的印章!

【实验目的】

1. 掌握表皮的光镜结构。
2. 熟悉真皮的光镜结构。
3. 了解毛发、皮脂腺、汗腺的结构。
4. 能辨认光镜下表皮的结构组成、真皮的结构组成,能把结构和功能相联系。
5. 通过认识皮肤的微细结构,激发学习兴趣,培养观察能力、分析问题和解决问题能力,塑造尊重科学、认真求知的学习态度。

【实验器材】

1. 光学显微镜和数码互动系统
2. 组织切片 皮肤的组织切片与染色方法见表15-1。

表15-1 皮肤的组织切片与染色方法

组织切片名称	染色方法
人手掌皮切片	HE染色
人头皮切片	HE染色

【实验内容与方法】

(一)皮肤

皮肤是人体最大的器官,由表皮和真皮组成。表皮位于皮肤的浅层,手掌和足底最厚,从基底到表面依次分出典型的五层结构,即基底层、棘层、颗粒层、透明层、角质层。黑素细胞、朗格汉斯细胞和梅克尔细胞分散在角质形成细胞中,HE染色不易辨认。真皮位于表皮深部,分为乳头层和网织层。观察人手掌皮切片,主要观察表皮、真皮、汗腺、触觉小体和环层小体。

1. 肉眼观察　呈半圆形,红色及深紫蓝色波浪状部分为表皮,其深面的粉红色部分为真皮,外观蜂窝状的结构为皮下组织。

2. 低倍镜观察

(1) 表皮:较厚,可见角化的复层扁平上皮,从基底到表面分五层结构,表皮下方为真皮,与真皮分界清楚,表皮与真皮交界处起伏不平。

(2) 真皮:靠近表皮侧的组织向表皮底部突出,形成乳头状的隆起,称真皮乳头,此层为乳头层。乳头层深部的组织染色较红、较厚,此为网织层。真皮下方为较厚的皮下组织。网织层和皮下组织内可见环层小体,形似洋葱切面(图 15-1)。

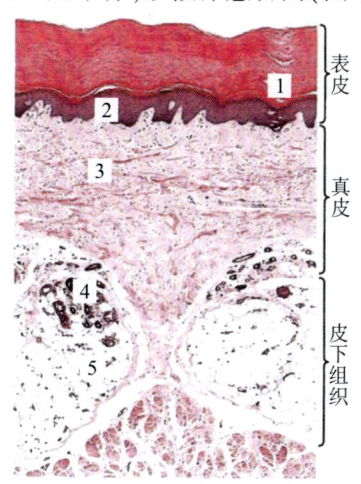

图 15-1　手掌皮肤光镜图
1.表皮角化层;2.真皮乳头层;3.真皮网织层;4.汗腺;5.皮下组织

3. 高倍镜观察

(1) 表皮:由游离面向基底面分为下述五层(图 15-2)。①角质层:表皮最浅层,呈红色均质状,较厚,由多层扁平的角质细胞组成,细胞已完全角化,细胞核已经消失,细胞轮廓不清,细胞质呈嗜酸性均质状,被染成粉红色。其中螺旋状成串的腔隙为汗腺排泄管。②透明层:较薄,由 2~3 层扁平细胞组成,呈红色或淡蓝色的带状结构。细胞界限不清,细胞质呈强嗜酸性,核退化消失,细胞呈透明均质状。③颗粒层:由 3~5 层较扁的梭形细胞组成,细胞核浅染或退化,细胞质内含有许多强嗜碱性的透明角质颗粒,被染成紫蓝色。④棘层:在基底层的上方,由 4~10 层多边形细胞组成,调暗视野光线,可见细胞的表面有许多短小的棘状突起。细胞较大,界限清楚,细胞核大而圆。⑤基底层:表皮的底层,位于基膜上,由一层矮柱状的基底细胞组成,胞质嗜碱性较强,故染成蓝色,胞核椭圆形,细胞核排列整齐。

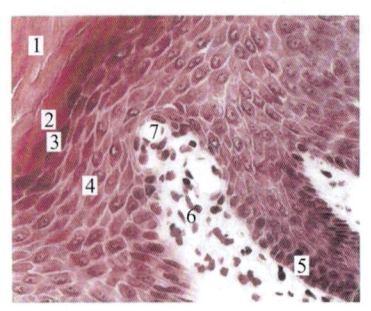

图 15-2　皮肤表皮

1.角化层;2.透明层;3.颗粒层;4.棘层;5.基底层;6.真皮乳头;7.毛细血管

(2)真皮:由乳头层和网织层构成。①乳头层:较薄,由疏松结缔组织组成,胶原纤维较细;有的乳头内含触觉小体,有的乳头内含丰富的毛细血管。触觉小体:呈椭圆形,外包结缔组织被囊,其中含有数个横列的扁平细胞。②网织层:较厚,由致密结缔组织组成,胶原纤维较粗,排列不规则,染成粉红色;有较大的血管、大小不等的纤维束,深层可见环层小体和汗腺。环层小体:呈圆形或卵圆形,体积较大,由多层扁平细胞呈同心圆状环绕而成。汗腺:由分泌部和导管两部分组成。分泌部由单层锥体或立方形细胞围成,腺腔较小,腺细胞染色较浅,核圆,位于细胞近基底部。腺细胞外方有肌上皮细胞。导管由两层染色较深的立方形细胞围成。细胞较小,细胞质染色较深。

(二)皮肤附属器

皮肤附属器包括毛、皮脂腺、汗腺和指(趾)甲。通过使用显微镜观察人头皮切片,观察毛、皮脂腺、汗腺的光镜结构(图15-3)。

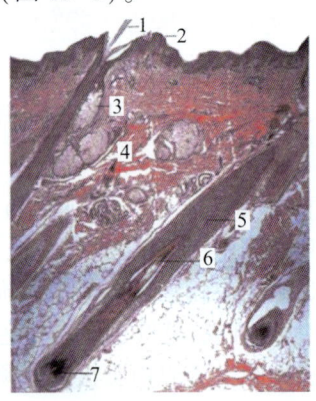

图 15-3　头皮

1.毛干;2.皮肤;3.皮脂腺;4.立毛肌;5.毛囊;6.毛根;7.毛球

1.肉眼观察　染成深紫蓝色的薄层结构为表皮,红染部分为真皮和皮下组织。在真皮及皮下组织内可见深紫蓝色的索条状结构为毛根,真皮内着色淡的细胞团结构为皮脂腺。

2.低倍镜观察　观察识别表皮、真皮及皮下组织,表皮为复层扁平上皮,真皮为染成红色的结缔组织。头皮的表皮较薄,只能分辨基底层、棘细胞层和角质层,颗粒层和透明层不明显,基底层细胞中可见较多的棕黄色颗粒。在真皮内找到毛发、立毛肌和皮脂腺进行高倍下观察。

埋在皮肤内的棕黄色结构为毛根;毛根外为毛囊;毛根和毛囊末端的膨大部分为毛球,结缔组织突入毛球底部即毛乳头。在毛囊一侧有着色浅的细胞团,为皮脂腺。在毛与皮肤表面呈钝角一侧可见一束斜行的平滑肌,即为立毛肌。

3.高倍镜观察

(1)毛发:毛干露于皮肤外,埋在皮肤内的棕黄色结构为毛根;毛根外裹毛囊,毛囊是一管状鞘,包括内层的上皮性鞘和外层的结缔组织性鞘;毛根和毛囊末端的膨大部分为毛球,结缔组织突入毛球底部即毛乳头,内含毛细血管和神经末梢。

(2)皮脂腺:在毛囊钝角侧,位于毛囊与立毛肌之间,为一团染色淡的细胞团,呈分支泡状,周边部腺细胞染色较深,胞体小,立方形,愈近中央细胞体积也愈大,染色较浅,多边形,胞质内充满空泡,是被溶解的脂滴,核固缩。导管短,为复层扁平上皮,开口于毛囊。

(3)立毛肌:在毛与皮肤表面呈钝角一侧可见一束斜行的平滑肌束,即为立毛肌。

【知识拓展】

黑色素瘤

黑色素瘤是来源于黑色素细胞的高度恶性肿瘤,其易发生远处转移,预后较差,发病率占所有恶性肿瘤的1%~2%。黑色素瘤60%由色素痣恶变而来,原发病变90%在皮肤,多发生于头皮、颈部、手掌、小腿、足底、指(趾)等,也可发生于躯干皮肤,少数发生于皮肤以外的部位。目前,黑色素瘤的诊断主要依据其临床特征,色素痣出现形态颜色改变、瘙痒、疼痛、破溃、出血以及卫星灶时,应高度疑为恶变;影像学如皮肤镜有助于诊断,组织病理和免疫组化可以确诊。黑色素瘤的治疗首选手术切除,对于已丧失手术机会的患者,可选用免疫检查点抑制剂、小分子靶向药物、生物学治疗、局部治疗等方案。目前,黑色素瘤的治疗进入了以小分子靶向治疗和免疫靶向治疗为主流的阶段。

【病例讨论】

患者,女,45岁。在家中做饭倒热水,不慎烫伤左下肢及双足部,当即剧烈疼痛,患者足部逐渐起水泡,创周红肿。体温36.4 ℃,脉搏80次/分,呼吸18次/分,血压140/90 mmHg。发育正常,营养中等,表情痛苦,查体合作,全身淋巴结无肿大。

请分析讨论:

1.人体下肢皮肤的组成和结构特点是什么?

2.根据该患者的烧伤程度,分析该烧伤会伤及皮肤哪些结构?

【实践作业】

1.实践项目　皮肤烧伤的社区宣教。

2.实践目的　促使学生系统掌握皮肤基本理论知识,了解皮肤烧伤的防治,提高学习和实践能力,在社区宣教中培养学生的服务社会意识和医德素养。

3.实践方案　学生自由组合成学习小组,查阅皮肤烧伤的相关资料,包括烧伤程度的界定、烧伤的现场处理、烧伤的临床治疗、护理注意事项等,每个小组根据查阅的资料,整理出一个宣传海报,进行关于皮肤烧伤的社区宣传教育。

4.实践报道或学生总结

【实验绘图】

绘出手掌皮肤的镜下结构,并标注相关结构名称。

(徐海瑛)

项目十六

胚胎学总论

【导语】

精卵结合堪称奇,概率数亿分之一。

漫漫胚胎发育路,历经三十八星期。

优胜劣汰无数险,生命值得去珍惜。

【实验目的】

1. 掌握胚泡的结构、胚泡植入的部位、二胚层和三胚层的组成、胎膜的组成、胎盘的组成。

2. 熟悉胚泡的形成、胚层的形成、子宫蜕膜的组成、胎膜组成结构的功能、胎盘组成结构的功能。

3. 了解卵裂、植入的过程和条件、胚层的分化。

4. 能辨认胚泡、二胚层、三胚层、胎膜、胎盘的组成结构;能简述胚泡、胚层的形成,胎膜、胎盘的结构功能。

5. 通过认识前胚期和胚期的结构、发育过程,激发学生认知生命起源和发育过程的兴趣,塑造正确的生命观,珍惜生命,尊重生命。

【实验器材】

1. 光学显微镜和数码互动系统

2. 胚胎发育和组织切片　胚胎发育模型和组织切片与染色方法见表16-1。

表16-1　胚胎发育模型和组织切片与染色方法

模型和组织切片	染色方法
胚泡形成模型	
人胚植入过程模型	
二胚层胚盘模型	
第3周胚模型	

续表

模型和组织切片	染色方法
三胚层胚盘模型	
胚胎第4周发育模型	
妊娠子宫剖面模型	
脐带切片	HE染色
胎盘切片	HE染色

【实验内容与方法】

从受精卵到胎儿出生,历时约266天,分为胚前期、胚期和胎期三个阶段。从受精卵形成到第2周末为胚前期,受精后第3周至第8周末为胚期,受精后第9周至出生(第38周)为胎期。从胚前期到胚期,受精卵发育为初具人形的胎儿,这是整个胚胎发育的关键时期。

(一)胚前期发育

1.卵裂和胚泡形成　在卵裂及桑葚胚的模型上,观察卵裂过程中卵裂球的形态、数量及大小的变化,以及桑葚胚的形成。在胚泡的剖面模型上,观察胚泡的滋养层、胚泡腔、内细胞群、极端滋养层的位置,以及它们之间的位置关系(图16-1)。

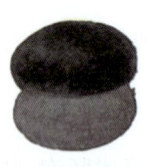
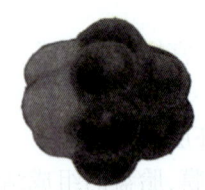
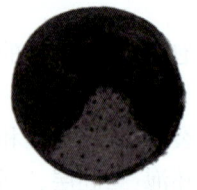

a.二细胞期　　　b.桑葚胚　　　c.胚泡

图16-1　胚泡形成模型

此为胚胎第1周发育。精子和卵子结合形成受精卵的过程即受精,受精地点一般发生在输卵管壶腹部。受精卵一旦形成,便开始向子宫方向移行,同时进行卵裂。卵裂产生的子细胞称卵裂球。在卵裂早期,胚外侧始终有透明带包裹。

(1)受精卵:可见一个大的受精卵,表面有三个极体组成,外表有透明带包裹。

(2)卵裂:卵裂球数目越多体积越小,受精卵依次经过二细胞期、四细胞期和八细胞期,早期卵裂过程中,胚外侧始终有透明带包裹。

(3)桑葚胚:受精的第3天,卵裂球的数目达到12~16个,共同组成一个实心胚,外观如桑葚,为桑葚胚。

(4)胚泡:受精的第4天,桑葚胚细胞继续分裂,卵裂球数目达到100个左右,然后胚中央出现一个大腔,透明带开始溶解,胚呈囊泡状,称为胚泡。胚泡中的大腔为胚泡腔。胚泡壁由单层细胞构成,即滋养层。胚泡腔内一侧有一团细胞,即内细胞群。覆盖在内细胞群外面的滋养层,为极端滋养层。

2.植入和二胚层形成　此为胚胎第2周发育。观察人胚植入过程模型和二胚层胚盘模型,显示人胚植入过程及内细胞群的变化,主要观察内细胞群的演变,知道上胚层、下胚层、成羊膜细胞、羊膜囊、卵黄囊的来源及演变过程。在模型上观察胚盘、羊膜腔、羊膜囊、卵黄囊、体蒂、胚外中胚层和胚外体腔,注意它们的位置关系(图16-2)。

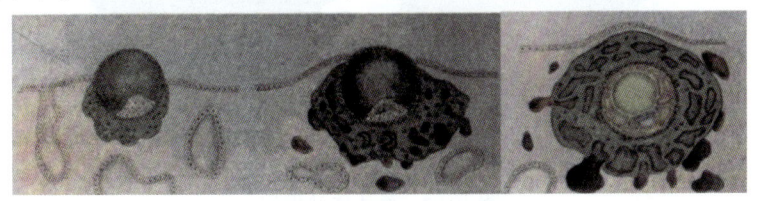

a.植入早期　　　　b.植入晚期　　　　c.植入完成
图 16-2　人胚植入过程模型

胚泡形成时,其刚好到达子宫的宫底或宫体,继而胚泡和子宫内膜靠近、贴附,将子宫内膜上溶蚀出一个缺口,胚泡陷入其中,最终把自己埋入到子宫内膜,此过程称为植入。植入过程中,胚泡中的滋养层、内细胞群、胚泡腔都会发生一系列变化。

(1)滋养层演变:植入过程中,滋养层细胞演化为内外两层;内层由单层立方细胞组成,为细胞滋养层;外层细胞互相融合,细胞界限消失,为合体滋养层。细胞滋养层通过分裂使细胞数目不断增多,并补充、融入合体滋养层。合体滋养层内出现许多小腔隙,为滋养层陷窝,其内充满母体血液。

(2)内细胞群演变:在第2周,内细胞群的细胞进行增殖分化,逐渐形成由上下两个胚层构成的二胚层胚盘;邻近滋养层的一层柱状细胞为上胚层,靠近胚泡腔的一层立方细胞为下胚层;两个胚层紧贴,中间隔以基膜。二胚层胚盘是人体发生的原基。

然后,上胚层细胞增殖,上胚层细胞之间出现一个充满液体腔隙,为羊膜腔,腔内的液体称羊水,腔隙逐渐扩大;贴靠细胞滋养层的一层上胚层细胞形状扁平,称成羊膜细胞,与上胚层的其余部分包裹羊膜腔,形成羊膜囊。下胚层的周缘细胞向腹侧生长延伸,形成由单层扁平上皮细胞围成的卵黄囊。

(3)胚泡腔演变:胚泡腔被松散分布的星状细胞和细胞外基质填充,形成胚外中胚层;胚外中胚层内出现腔隙,然后融合成一个大腔,为胚外体腔;胚外中胚层被胚外体腔分隔为内外两部分,内侧部分附着于滋养层内面,外侧部分附着于羊膜囊和卵黄囊的外面。二胚层胚盘和羊膜囊、卵黄囊与滋养层之间相连的少部分胚外中胚层,为体蒂,体蒂会发育为脐带的主要成分。外侧的胚外中胚层连同其外的细胞滋养层、合体滋养层共同构成绒毛膜,它外表面的突起为绒毛。

(二)胚期发育

1.三胚层的形成　此为胚胎第3周发育。观察第3周胚模型,观察到羊膜腔、卵黄囊、三胚层胚盘、胚外中胚层、胚外体腔、体蒂、绒毛膜和绒毛,主要观察三胚层的组成,知道外胚层、内胚层、中胚层的来源及演变过程,注意它们的位置关系。观察三胚层胚盘模型,观察到背面的外胚层、中间的中胚层、腹面的内胚层,背面外胚层有原条、原结、原沟和原凹,腹面为内胚层(图 16-3、16-4)。

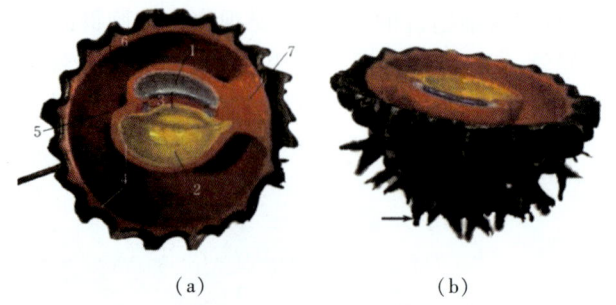

图 16-3　第 3 周胚模型
1.羊膜腔;2.卵黄囊;3.三胚层胚盘;4.胚外中胚层;5.胚外体腔;6.绒毛膜;7.体蒂→绒毛

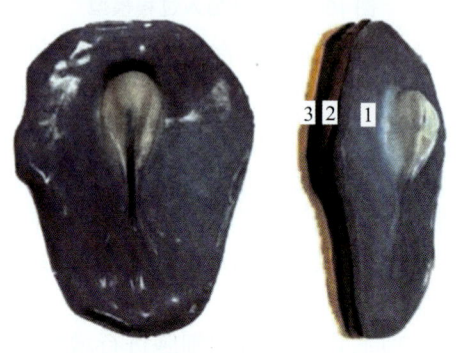

图 16-4　三胚层模型
1.外胚层;2.中胚层;3.内胚层

(1)原条和原沟:第 3 周初,上胚层一端的中线上,部分细胞增殖较快,形成一纵形细胞索,为原条;原条往下凹陷,形成原沟。原条的出现有两个重要意义,第一个意义是决定胚胎发育的头尾方向,出现原条的一端为胚体尾端,另一端为头端;第二个意义是形成了上下两个胚层之间的中胚层。

(2)原结和原凹:原条的头端略微膨大,为原结;原结的中心出现浅凹,为原凹。

(3)中胚层:原沟深部的细胞在上下胚层之间增殖并向周边扩展迁移。一部分原沟细胞在上下胚层之间形成胚内中胚层,简称中胚层,在胚盘边缘与胚外中胚层连接。

(4)内胚层:原沟一部分细胞进入下胚层,逐渐全部置换下胚层细胞,形成一层新细胞组成的内胚层。

(5)脊索:在内外胚层之间,自原结沿正中线向前延伸至胚盘头端的索状结构,为脊索。在脊索的头端和原条的尾端,各有一个无中胚层的小区,内外胚层相贴,呈薄膜状,分别为口咽膜和泄殖腔膜。

在中胚层、内胚层形成之后,原上胚层改称为外胚层。在第 3 周末,三胚层胚盘形成,三胚层的细胞均来源于上胚层。

2. 三胚层的早期分化　观察胚胎第 4 周发育模型,分别观察外胚层、中胚层、内胚层的结构变化,外胚层有神经沟、神经褶、神经管,中胚层有体节、间介中胚层、侧中胚层,内胚层有包入的卵黄囊、原肠。

(1) 外胚层的分化:在胚盘背面,外胚层的中央有一条自头端到尾端的沟,是神经沟。神经沟两侧的隆起是神经褶。在神经管及体节的形成模型上观察,神经褶已闭合形成神经管,神经管两侧的分节状隆起是体节。

(2) 中胚层的分化:在神经管及脊索的两侧有轴旁中胚层演变成的体节;体节的外侧是间介中胚层;间介中胚层的腹外侧是侧中胚层,侧中胚层内的小腔是胚内体腔。

(3) 内胚层的分化:卵黄囊的顶已包入胚体内,形成原肠,其余部分已缩窄变细。

三胚层胚盘形成后,由于胚层各部分生长速度差异,胚盘边缘向腹侧卷折并在脐部汇合,最终形成头大尾小的圆柱状胚体;胚体凸入羊膜腔,浸泡于羊水中;体蒂和卵黄囊于胚体腹侧中心合并,外包羊膜,形成脐带;口咽膜和泄殖腔膜分别转到胚体头和尾的腹侧;外胚层包于胚体外表;内胚层卷折到胚体内部,形成头尾方向的原始消化管,其中段的腹侧与卵黄囊通过卵黄蒂相通,头端由口咽膜封闭,尾端由泄殖腔膜封闭。至第 8 周末,胚体外表已可见眼、耳、鼻及四肢,初具人形。

(三) 蜕膜

观察妊娠子宫剖面模型,观察子宫内膜与胚胎的关系。胚泡植入子宫内膜后,子宫内膜处于分泌期,血液供应更丰富,腺体分泌更旺盛,基质细胞富含糖原和脂滴,内膜增厚。此时的子宫内膜改称蜕膜。根据蜕膜与胚胎的位置关系,分为基蜕膜、包蜕膜和壁蜕膜(图 16-5)。

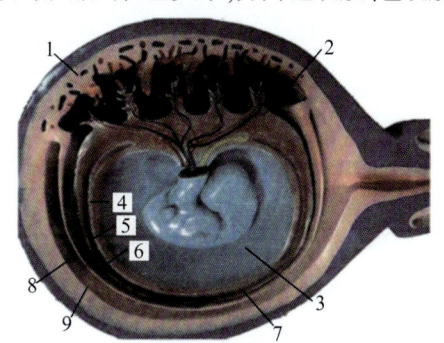

图 16-5　妊娠子宫剖面模型

1.基蜕膜;2.丛密绒毛膜;3.羊膜腔;4.胚外中胚层;5.胚外体腔;
6.平滑绒毛膜;7.包蜕膜;8.子宫腔;9.壁蜕膜

(1) 基蜕膜:在胚的深面,胚胎的丛密绒毛膜相接触的这部分子宫内膜。

(2) 包蜕膜:在子宫腔面,覆盖于胚胎的子宫内膜。

(3) 壁蜕膜:基蜕膜和包蜕膜以外的子宫内膜。

(四) 胎膜

观察妊娠子宫剖面模型,观察到子宫外膜、子宫肌层和胎膜。胎膜包括绒毛膜、羊膜、卵黄囊、尿囊和脐带,同时注意它们的位置关系。

(1)绒毛膜:与基蜕膜和包蜕膜相邻接,在基蜕膜和包蜕膜的内侧。绒毛膜由绒毛膜板、各级绒毛干及绒毛组成。滋养层和衬于其内面的胚外中胚层组成绒毛膜板,在其基础上形成各级绒毛干及绒毛。绒毛膜上的树枝状突起即绒毛。与基蜕膜相邻的绒毛膜是丛密绒毛膜,与包蜕膜相邻的是平滑绒毛膜。

(2)羊膜:羊膜为半透明薄膜,由一层羊膜上皮和少量胚外中胚层构成,内无血管;羊膜所围成的腔是羊膜腔。羊膜腔内充满羊水,胚胎浸泡在羊水中。羊膜最初附着于胚盘的边缘,与外胚层连续。随着胚体形成、羊膜腔扩大和胚体凸入羊膜腔内,羊膜在胚胎的腹侧包裹体蒂,形成脐带。

(3)卵黄囊:下胚层的周缘细胞扩展形成的卵黄囊,圆柱形胚体形成后,内胚层形成原始消化管,卵黄囊位于原始消化管腹侧,卵黄囊和体蒂在胚体腹侧中心合并,外包羊膜形成脐带。然后,卵黄蒂闭锁,卵黄囊逐渐退化。

(4)尿囊:从卵黄囊尾侧向体蒂内伸出一个盲管,随着胚体尾端卷折而开口于原始消化管尾段腹侧,然后演变为从膀胱到脐带内的脐尿管。尿囊壁中的尿囊动脉和尿囊静脉,演变为脐带内的脐动脉和脐静脉。

(5)脐带:是一圆柱状结构,连接胎儿与胎盘,脐带内有一对脐动脉、一条脐静脉及闭锁的卵黄囊和脐尿管等结构。观察脐带的横断面切片标本,辨别脐动脉和脐静脉(图16-6)。

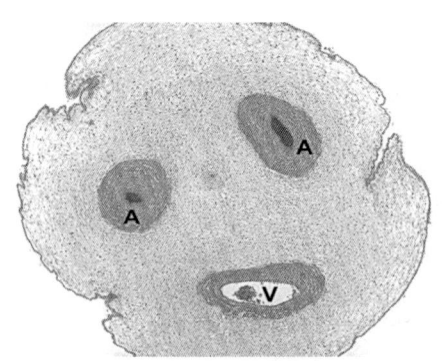

图 16-6　脐带
HE 染色,A 示动脉,V 示静脉

(五)胎盘

1.胎盘模型观察　观察胎盘模型,观察到子宫肌层、基蜕膜、丛密绒毛膜、羊膜、脐带,同时注意它们的位置关系。

胎盘是由胎儿的丛密绒毛膜与母体的基蜕膜共同组成的圆盘形结构,直径15~20 cm,中央厚,周边薄,平均厚约2.5 cm。胎盘有胎儿面和母体面。胎儿面光滑,覆有羊膜,脐带附于中央或稍偏,透过羊膜可见脐血管,从根部向四周呈放射状走行。母体面粗糙,为剥脱后的基蜕膜,有不规则浅沟,浅沟分隔出15~20个胎盘小叶。

2.胎盘切片观察

(1)肉眼观察:切片的光滑面为胎儿面,相对另一面为胎盘的母体面。

(2)低倍镜观察:

1)羊膜:覆盖胎儿面,由立方或单层柱状上皮构成。

2)绒毛膜板:羊膜下方较厚的组织,染成淡粉色,其中含有较大的血管。

3)绒毛:切面形状各异,周围是滋养层细胞,中间为浅粉红色结缔组织,可见 2~3 个血管断面。

4)绒毛间隙:为绒毛之间的空隙,含有血细胞。

5)基蜕膜:覆盖胎盘的母体面,含有较多嗜酸性多边形蜕膜细胞。

(3)高倍镜观察:观察绒毛结构。

1)合体滋养层:位于绒毛最外层,细胞核小,染色较深,排列疏松不均,无细胞界线。

2)细胞滋养层:几乎都已退化,难以见到。

3)绒毛中轴组织:为结缔组织,胶原纤维细小,着粉红色,毛细血管丰富,细胞梭形。

【知识拓展】

试管婴儿技术

"体外受精-胚胎移植"技术俗称为试管婴儿技术,是指卵子与精子在体外受精,并培养到卵分裂或囊胚期阶段,再移植到宫腔内使其着床发育成胎儿。利用该技术产生的婴儿称为试管婴儿。1978年世界第一例试管婴儿在英国的诞生。该技术历经40多年的发展,如今已经发展到了第四代。第一代技术是常规体外受精-胚胎移植技术,主要适用于因自身输卵管疾病不能生育的妇女;第二代技术是单精卵细胞胞浆显微注射技术,主要适用于因男方无精、死精、少精等因素引起的不育症;第三代技术是胚胎移植前遗传学诊断,使有遗传病父母能生育健康后代;第四代技术卵浆置换技术,适用于因体质差或高龄引起卵胞质量不高但卵核正常的女性。

【病例讨论】

患者,女,29岁,停经48天,阴道少量流血2天,突感下腹部剧痛,伴恶心、呕吐和肛门坠胀。查体:面色苍白,脉快而细弱,高压 80 mmHg,低压 40 mmHg;阴道穹后部穿刺抽出不凝血 5 mL。诊断:异位妊娠,失血性休克。

请分析讨论:

1.什么是胚泡?胚泡的结构组成有哪些?

2.胚泡正常的植入部位是何处?异位妊娠可发生于哪些部位?

【实践作业】

1.实践项目　调查本地区不孕不育的发病情况和影响因素。

2.实践目的　关注影响我国出生率的社会问题——不孕不育,提高社会实践能力。

3.实践方案　学生组合成学习小组,查阅文献资料,通过文献调研的方法调查目前国内不孕不育的临床发病情况,以及不孕不育的相关因素。

4.实践报道或学生总结

【实验绘图】

绘出胚泡完全植入内膜时二胚层胚盘结构,并标注相关结构名称。

(徐海瑛)

第二篇

病理学

项目十七

细胞和组织的适应、损伤与修复

【导语】

组织损伤与修复,病变名词多变故。
一字之差千里远,认真辨析不疏忽。

【实验目的】

1. 掌握细胞、组织适应性反应常见类型的形态特点和病理变化。
2. 熟悉变性、坏死的类型及病理变化。
3. 了解肉芽组织的结构特点。

【实验器材】

1. 光学显微镜和数码互动系统
2. 大体标本和病理组织切片　组织适应、损伤与修复的大体标本和病理组织切片见表17-1。

表17-1　组织适应、损伤与修复的大体标本和病理组织切片

大体标本	病理组织切片
心脏萎缩	心脏萎缩切片
心代偿性肥大	心代偿性肥大切片
肾细胞水肿	肾细胞水肿切片
肝细胞水肿	肝细胞水肿切片
肝脂肪变性	肝脂肪变性切片
脾凝固性坏死	脾凝固性坏死切片
肾干酪样坏死	肾干酪样坏死切片
淋巴结干酪样坏死	淋巴结干酪样坏死切片
肉芽组织	肉芽组织切片

【实验内容与方法】

(一)大体标本

1.心脏萎缩　心体积缩小,心壁变薄,重量减轻,质地变韧,由于脂褐素增多,心肌颜色呈浅褐色,心外膜脂肪增多。

2.心代偿性肥大　心脏外观体积明显增大,以左心增大为主,重量增加。心肌壁增厚,以左心室壁增厚最明显,乳头肌和肉柱增粗变扁平。

3.肾细胞水肿　肾体积增大,包膜紧张,切面外翻,边缘变钝,颜色变淡且无光泽,像开水煮过一样。

4.肝细胞水肿　肝体积增大、肿胀,包膜紧张,切面隆起,边缘变钝,包膜外翻,无光泽,色发白,像开水煮过一样。

5.肝脂肪变性　肝表面呈黄色,体积增大,包膜光滑紧张。切面可见肝呈黄色隆起,边缘外翻,质地较软,触之有油腻感。

6.脾凝固性坏死　脾切面可见灰白色坏死区域,脂滴致密干燥,呈楔形,边界清楚,底部朝向表面,脾脏尖端朝向脾门部。坏死灶与正常组织分界清楚。

7.肾干酪样坏死　肾体积明显增大,切面见多个黄白色、质地细腻松软似奶酪状的坏死物,部分坏死物排出后,形成囊腔。肾盂肾盏都扩张变形。

8.淋巴结干酪样坏死　淋巴结体积增大,切面淋巴结的结构消失。新鲜的干酪样坏死是淡黄色,质地松软、细腻,似干酪。陈旧性的干酪样坏死呈灰白色,质地松脆。

9.肉芽组织　肉芽组织呈鲜红色,表面颗粒状,柔软湿润,形似鲜嫩的肉芽,触之易出血。

(二)病理组织切片

1.心脏萎缩

(1)低倍镜观察:心肌细胞数目减少,间质结缔组织增生。

(2)高倍镜观察:萎缩的心肌纤维变细,肌原纤维和横纹尚在,细胞核的两端有大小不等的黄褐色颗粒,即脂褐素。

2.心代偿性肥大

(1)低倍镜观察:心肌纤维明显增粗且有分支。

(2)高倍镜观察:心肌细胞体积增大,胞浆丰富,细胞核大且染色深,形状不规则。

3.肾细胞水肿

(1)低倍镜观察:肾小球周围的肾小管上皮细胞体积增大,胞浆淡红色(图17-1)。

(2)高倍镜观察:近曲小管上皮细胞肿胀,并向管腔突出,管腔变小且不规则,胞浆疏松淡染,出现许多红染细颗粒,细胞核清晰可见。

4.肝细胞水肿

(1)低倍镜观察:肝细胞水肿,体积增大,肝细胞索增宽且排列紊乱,肝血窦变窄,有些肝细胞体积增大变成圆形,胞浆透明(图17-2)。

(2)高倍镜观察:肝细胞体积明显大于周边正常肝细胞,呈圆形,胞浆透明,细胞核也增大且染色淡。

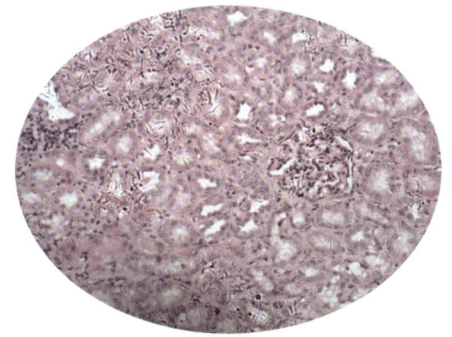 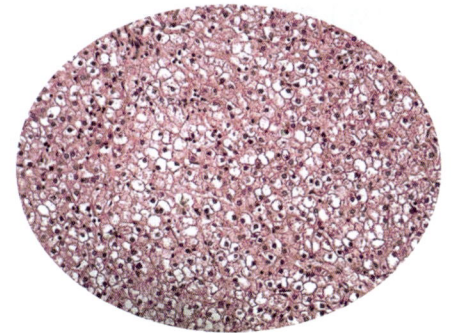

图17-1 肾细胞水肿(20×10)　　　　图17-2 肝细胞水肿(20×10)

5.肝脂肪变性

(1)低倍镜观察:肝小叶结构尚存,小叶中央部分肝细胞内有大小不等的圆形空泡。脂肪变性处肝索明显增粗变宽,排列紊乱,肝血窦狭窄,有些部位甚至消失(图17-3)。

(2)高倍镜观察:肝细胞内有圆形边界清楚的空泡,即脂滴,就是脂肪变性部位。重度脂肪变性肝细胞的细胞核被胞质内的空泡挤压到一侧,呈半月形,形似脂肪细胞。

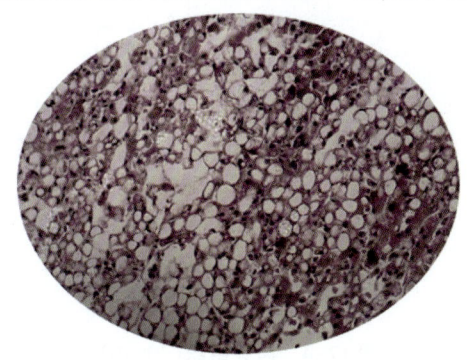

图17-3 肝脂肪变性(20×10)

6.脾凝固性坏死

(1)低倍镜观察:染色稍蓝部位是正常脾组织,染色稍红部位是坏死组织,两者之间有一弯曲的深红色的充血出血带。坏死灶的脾组织轮廓隐约可见,但大部分细胞核消失,细胞质呈红染颗粒状。

(2)高倍镜观察:细胞轮廓尚可辨认,胞质肿胀,内有红染颗粒状。大部分细胞核消失,少部分细胞核浓缩成很深的蓝紫色小团块。

7.肾干酪样坏死

(1)低倍镜观察:大部分组织结构已经被破坏消失,中央是大片红染无结构的颗粒状物质,外周可见残存的肾小球和肾小管结构。

(2)高倍镜观察:坏死组织中的组织结构和细胞轮廓被彻底破坏,大部分细胞核溶解消失,个别区域尚有散在的粉尘样核碎片和浓染变小的核浓缩。

8.淋巴结干酪样坏死

(1)低倍镜观察:大部分淋巴结的组织结构已破坏消失,中央为大片红染颗粒状无结构的物质,外周可见残存的淋巴结。

(2)高倍镜观察:坏死组织中,组织轮廓和细胞结构彻底消失,呈大片红染模糊颗粒状。坏死区外围有的细胞核变小且浓缩,染色质结构不清楚,即核固缩;有的细胞核碎裂,呈形态大小不等的蓝染颗粒状,即核碎裂;有的细胞核消失不见,即核溶解。周边还见多核巨细胞和上皮样细胞。

9.肉芽组织

(1)低倍镜观察:由大量的新生毛细血管和成纤维细胞构成,并有大量炎症细胞浸润。毛细血管呈条索状,其纵断和肉芽组织表面垂直,大部分管腔扩张充血(图17-4)。

(2)高倍镜观察:新生毛细血管内皮细胞肥大且向管腔内凸出,有些未形成管腔,有些已经形成管腔。成纤维细胞呈短梭形或星形,分布在毛细血管之间,细胞质丰富,呈粉红色,细胞核呈卵圆形或梭形。在肉芽组织中还分散有中性粒细胞、淋巴细胞、单核细胞、浆细胞和组织细胞。

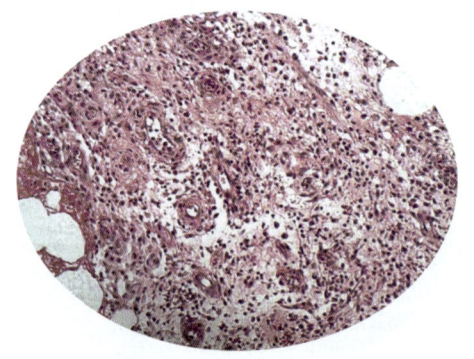

图17-4 肉芽组织(20×10)

【知识拓展】

脂肪肝的预防

脂肪肝的预防要做到以下几点:第一,合理膳食。每日三餐要合理调配,做到粗细搭配、营养均衡,限制脂肪的摄入量,保证足量蛋白质的摄入,要多吃一些新鲜的蔬菜。第二,要控制饮酒量。避免长期或者大量饮酒。第三,要慎用一些药物。一些对肝脏有损伤的药物要慎用,避免对肝脏造成脂肪变性的损伤。第四,要适当运动,控制体重。每天坚持体育锻炼,如慢跑,打羽毛球、乒乓球,从小运动量开始,逐渐增加达到适当的运动量,增加体内脂肪的消耗。第五,要心情开朗,注意劳逸结合。第六,要经常进行健康体检。因为脂肪肝在早期可以没有任何临床症状,很多人是在体检的时候发现的,所以要经常进行健康体检,早发现、早治疗。

【病例讨论】

患者,男性,67岁。既往有高血压病,病史25年。尸检见:左右冠状动脉粥样硬化,且以左支为重,左心室壁厚1.5 cm,有苍白色病灶。镜下,大片心肌细胞核溶解消失,胞质均质红染,病灶周围部分心肌细胞体积增大,染色变深,部分心肌细胞体积缩小,核周有褐色颗粒样物,心肌间质中脂肪组织丰富,由心外膜深入至心肌细胞间。脾小体中央动脉和肾入球小动脉管壁增厚、均质红染,管腔狭窄。

请分析讨论:
该死者心脏、脾脏、肾脏发生了哪些病变?依据是什么?

【实验绘图】

绘出肾细胞水肿的镜下结构,并标注相关结构名称。

(王婷婷)

项目十八 局部血液循环障碍

实验一 局部血液循环障碍

【导语】

内阻外压管痉挛,局部血流遭中断。
粘高流缓内膜伤,血栓形成难通畅。
不溶血液异常物,栓塞管腔起祸殃。

【实验目的】

1.掌握充血、淤血、血栓形成、栓塞、梗死的概念;掌握淤血的原因和后果;掌握血栓形成的条件和机制;掌握栓子运行途径的规律。

2.熟悉肝、肺淤血的病理变化特点;熟悉血栓形成的过程和类型、血栓的结局和对机体的影响;熟悉栓塞的类型和后果;熟悉梗死的病变及类型。

3.了解梗死的原因和形成条件。

【实验器材】

1.光学显微镜和数码互动系统
2.大体标本和病理组织切片　局部血液循环障碍的大体标本和病理组织切片见表18-1。

表18-1　局部血液循环障碍的大体标本和病理组织切片

大体标本	病理组织切片
慢性肺淤血	慢性肺淤血
慢性肝淤血	慢性肝淤血
混合血栓	混合血栓
肾贫血性梗死	肾贫血性梗死
肺出血性梗死	肺出血性梗死

【实验内容与方法】

（一）标本观察方法

首先对大体标本要辨认是什么脏器和组织，局部血液循环障碍由出血、淤血、血栓、栓塞和梗死组成。要注意观察病变主要累及部位是什么脏器和组织，观察病变的基本病理变化。

对切片标本观察：①低倍镜观察：可以观察病变组织的全貌，确定是何种组织、器官。②高倍镜观察：继低倍镜观察之后，为了进一步观察病变的微细结构或细胞的形态，则用高倍镜观察，以便做更深入细致的观察和分析；根据所观察到的病变，大体标本与病理切片应相互联系，综合分析，做出病理诊断。

（二）实验内容

1.大体标本

（1）慢性肺淤血：肺体积增大，肺重量增加，被膜增厚、紧张，质地变实，切面有暗红色泡沫状液体溢出。长期淤血，肺间质纤维组织增生及网状纤维胶原化，使肺组织质地变硬，因大量含铁血黄素沉积，故肺呈棕褐色，称肺棕褐色硬化（图18-1）。

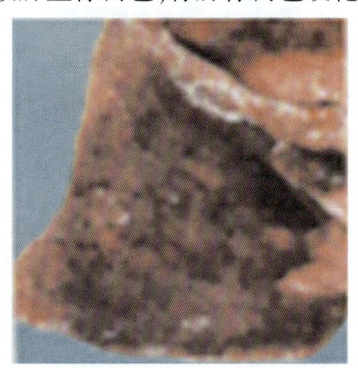

图 18-1　肺棕褐色硬化

（2）慢性肝淤血：肝体积增大，包膜紧张，质地变硬，边缘变钝，表面光滑。切面为红黄相间的花纹状外观（即呈暗红色区域为肝小叶中央静脉及窦状隙淤血，淡黄色区域为肝细胞脂肪变性），状似槟榔切面，故称为槟榔肝（图18-2）。慢性持久性的肝淤血，肝内纤维组织增生，网状纤维胶原化，逐渐形成淤血性肝硬化。

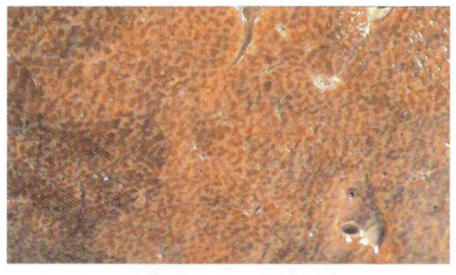

图 18-2　槟榔肝

(3)混合血栓:表面粗糙干燥,圆柱状,形成灰白色和红褐色层状结构与褐色相同的层状结构,与血管壁粘连。

(4)肾贫血性梗死:肾梗死灶切面呈锥形,其尖端指向肾门,底部朝向肾表面。梗死区呈灰白色、质地实、干燥,与周围正常组织界限清,周围有红褐色出血带(图18-3)。

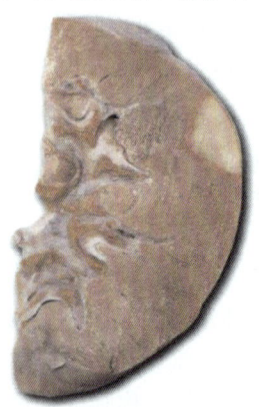

图18-3 肾贫血性梗死

(5)肺出血性梗死:肺梗死区多呈三角形,尖端指向肺门,底指向肺表面。由于肺组织结构疏松,具有双重血液循环,如果在动脉阻塞之前已有较严重的组织淤血,梗死区因出血而呈暗红色。

2.病理组织切片

(1)慢性肺淤血:①低倍镜观察:肺泡间隔增宽,肺泡腔变小,纤维组织增生,肺泡腔内有淡红色液体。②高倍镜观察:肺泡壁毛细血管高度扩张充血,肺泡腔内充满水肿液、红细胞及心力衰竭细胞,细支气管旁的间质内可见暗红色泡沫状液体流出。当巨噬细胞吞噬了红细胞后,红细胞崩解,血红蛋白被分解成含铁血黄素,这种胞质内含有棕黄色含铁血黄素颗粒的巨噬细胞常在左心衰竭时出现,故称心力衰竭细胞(图18-4)。

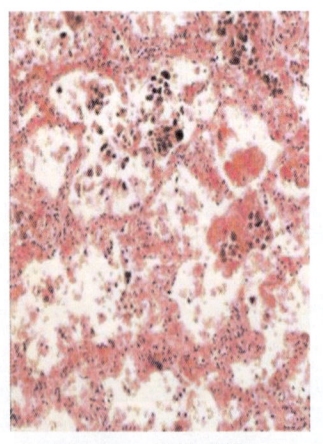

图18-4 慢性肺淤血

(2)慢性肝淤血:①低倍镜观察:肝小叶的中央静脉及其周围肝血窦扩张充血,充满红细胞,呈暗红色,其两旁的肝细胞索受压萎缩,甚至消失,肝小叶周边区呈灰黄色。②高倍镜观察:肝小叶中央静脉及其周围肝血窦扩张充血,中央静脉附近的肝细胞受压萎缩甚至消失,小叶周边肝细胞发生脂肪变性,胞质内出现大小不等的空泡(图18-5)。

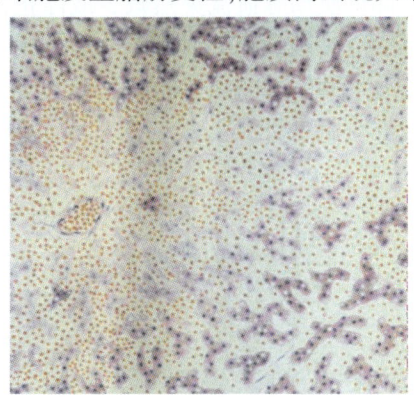

图18-5　慢性肝淤血

(3)混合血栓:①低倍镜观察:血栓呈红(红色血栓)和白(白色血栓)相间的波纹状形态。②高倍镜观察:可见血栓中许多珊瑚状血小板小梁,血小板梁之间为红染的丝状纤维蛋白网及其网眼中的大量红细胞,边缘附有中性粒细胞(图18-6)。

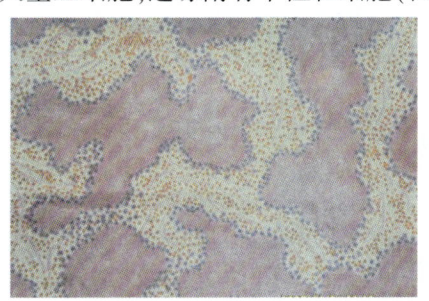

图18-6　混合血栓

(4)肾贫血性梗死:①低倍镜观察:梗死灶与正常肾组织间界线清楚,可见扇面形梗死灶,梗死灶周围组织有一明显的充血或出血带。②高倍镜观察:早期仍可见梗死灶内模糊的组织轮廓,边界模糊,细胞质呈嗜酸性质块;晚期呈红染、均质、无结构的颗粒状,梗死灶边缘与正常肾组织交界区有深红染的充血、出血带及炎细胞浸润。

(5)肺出血性梗死:①低倍镜观察:梗死区域将有明显的出血现象,呈暗红色,可见肺泡轮廓。②高倍镜观察:梗死区肺泡轮廓可见,梗死灶内肺泡上皮已坏死,核消失,肺泡腔内有大量红细胞,梗死区周围肺组织显著充血;肺泡壁毛细血管扩张、充血,肺泡腔内可见红细胞、白细胞、纤维蛋白等。

【知识拓展】

脑梗死

脑梗死是由于脑组织局部供血动脉血流突然减少或停止,造成该血管供血区的脑组织缺血、缺氧导致的脑组织坏死、软化,并伴有相应部位偏瘫、失语等神经功能缺失的临床症状和体征。脑梗死是缺血性脑卒中的总称,包括脑血栓形成腔隙性梗死和脑栓塞等。脑 CT 扫描和脑 MRI 检查对脑梗死具有重要的诊断价值。脑梗死好发者为 50~60 岁以上的人群,常有动脉粥样硬化、高血压、风湿性心脏病、冠状动脉粥样硬化性心脏病(冠心病)或糖尿病,以及吸烟、饮酒等不良嗜好。约 25% 的患者病前有短暂性脑缺血发作病史,表现为头痛、头晕、眩晕、短暂性肢体麻木、无力等。

【病例讨论】

患者,女性,52 岁,体检发现右肾结石。入院第 3 天行经皮肾镜取石术。术后一直卧床。患者 7 天后出院,在回家途中出现呼吸困难、胸痛,几分钟后死亡。
尸检:肺动脉主干中解剖出长 13.5 cm 的血栓。
请分析讨论:
1.请结合形态特点做出初步诊断(要求写出诊断依据)。
2.死亡原因?

【思考题】

贫血性梗死和出血性梗死的形成条件有何不同?

【实践作业】

1.实践项目　血栓栓塞的防治。
2.实践目的　培养科学预防血栓、栓塞的发生,提升宣教实践能力。
3.实践方案
(1)深入临床,收集心血管病发病相关因素。
(2)组织临床专业班级班会进行宣教演讲。
4.实践报道或学生总结

【实验绘图】

绘出慢性肝淤血的高倍镜下结构,并标注相关结构名称。

(龚阿芳)

实验二　空气栓塞实验

【导语】

打针输液无小事,操作规范当慎行。

谨记空气须排净,严防栓塞来发生。

【实验目的】

1. 掌握栓塞的类型和对机体的影响。
2. 熟悉空气栓塞的表现及其发生机制。
3. 了解栓子的运行途径、空气栓塞的原理。

【实验原理】

在家兔耳缘静脉注入空气后,空气随体循环静脉系统血液回流到达右心,由于空气具有表面张力,加之心脏搏动,将空气和心内血液搅拌形成大量泡沫状血液。这些泡沫状血液具有很大的压缩性和膨胀性,可随心脏的收缩、舒张而相应地缩小和扩大,故心脏在舒张期时静脉血不能有效回流,心脏在收缩期时亦不能有效地驱血入大动脉,阻塞肺动脉口而不被排出,造成严重的呼吸、循环功能障碍,甚至发生急性心力衰竭而死亡。同时,部分空气可能通过颈动脉进入脑血管内,造成脑栓塞,也可引起死亡。

【实验对象】

家兔

【实验器材】

兔手术台,秤,10 mL 和 2 mL 注射器各 1 支,解剖刀,玻璃器皿 1 个,大小剪刀各 1 把,镊子 1 把,止血钳 3 把,棉线若干。

【实验步骤与观察】

1. 称取家兔 1 只,在家兔耳缘静脉内注入空气 10 mL,观察动物变化。
2. 观察空气注射前后家兔的呼吸、唇色、瞳孔、四肢肌张力、精神状态等指标的变化并记录。
3. 待家兔呼吸停止后,立即将家兔以仰卧位固定于兔手术台上,剪去被毛备皮,打开胸腔,离胸骨左右缘 1~2 cm 处切断肋骨,充分暴露心脏,观察心脏病变。若心脏还在继续收缩,观察扩张的右心耳及肺动脉薄壁是否有空气泡。

4.用棉线将连接心脏的大血管结扎并在远端剪断,然后将心肺一并取出,游离并结扎心脏,放在盛水的玻璃器皿中,在水中将右心切开,此时观察是否有空气溢出水面出现气泡。

【知识拓展】

如何防治空气栓塞发生?

医学生要记得,在给病人输液前,要把空气排尽,在输液的过程中,密切观察输液的患者,以免空气进入静脉形成空气栓塞。在输液时候,医护人员要注意液体输完后,要及时关闭滴管,防止空气进入血液中形成空气栓塞。如果空气进入病人体内,立即夹住静脉管道,以防空气进一步进入人体。如果患者血液中进入了空气,立刻给予患者左侧卧位,保持头底足高,立刻给患者吸入纯氧,并做密切的记录观察和空气量的及时处理证明患者无生命安全。

【病例讨论】

患者,女性,32岁,已婚。因胃肠炎在医院门诊输液,突然出现胸部异常不适,胸骨后疼痛。查体:患者随即出现面色发绀、呼吸困难,听诊心前区可闻及响亮持久的"水泡音"。

请分析讨论:

1.请结合临床特点做出初步诊断(要求写出诊断依据)。

2.结合理论所学,应给患者做哪些治疗?

【实践作业】

1.实践项目　空气栓塞的防治。

2.实践目的　培养科学防范血栓、栓塞发生意识,提升宣教实践能力。

3.实践方案

(1)走进医院,深入病房,观察输液操作流程。

(2)组织护理专业班级班会进行宣教演讲。

4.实践报道或学生总结

(龚阿芳)

项目十九

炎症

【导语】

致炎因子来侵犯,血液运兵上前线。

机体上下齐动员,炎症之战无硝烟。

【实验目的】

1. 掌握炎症的基本病理变化,包括变质、渗出和增生;炎症的三种病理类型;渗出性炎症中纤维素性炎症、化脓性炎症的病变特点。
2. 熟悉炎细胞的形态特征和功能,增生性炎症的病变特点。
3. 了解变质性炎症的病变特点。
4. 能辨认不同类型的炎症病变,描述其病理变化,识别和描述各种炎细胞的特点和功能。
5. 培养观察和识别基本病理变化的能力,思考、分析和解决问题能力,严谨的学习态度,负责的职业态度,对病患的尊重和关怀。

【实验器材】

1. 光学显微镜和数码互动系统
2. 大体标本和病理组织切片　炎症的大体标本和病理组织切片见表19-1。

表 19-1　炎症的大体标本和病理组织切片

大体标本	病理组织切片
急性重型肝炎	急性重型肝炎
流行性乙型脑炎	流行性乙型脑炎
纤维素性心包炎	纤维素性心包炎
气管纤维素性炎	气管纤维素性炎
化脓性阑尾炎	化脓性阑尾炎
肝脓肿	肝脓肿
慢性胆囊炎	慢性胆囊炎
子宫颈息肉	子宫颈息肉
血行播散型肺结核	血行播散型肺结核

【实验内容与方法】

（一）大体标本

1.急性重型肝炎　主要观察大体的大小、质地、被膜、切面、颜色等病理变化。肉眼可见，肝脏体积明显缩小，尤其是左叶缩小更甚，质地柔软，被膜皱缩，切面肝小叶结构消失，呈黄色或红褐色，有的区域呈红黄相间的花纹状，又称"急性黄色肝萎缩"或"急性红色肝萎缩"。

2.流行性乙型脑炎　主要观察脑回、脑沟的变化，脑膜是否充血水肿，皮质切面是否有出血，是否有软化灶。肉眼可见，软脑膜明显充血水肿，脑回变宽，脑沟变浅；脑皮质切面可见点状出血，脑灰质部分可见针头大小软化灶。

3.纤维素性心包炎　主要观察大体标本的渗出物，心包膜脏层是否粗糙，是否有破絮状或条索状渗出物。肉眼观察，心包已剪开，心包膜脏层表面粗糙，有一层灰黄色纤维素性渗出物，呈破絮状或条索状，互相连接成网，使心脏表面呈绒毛状外观（图19-1）。

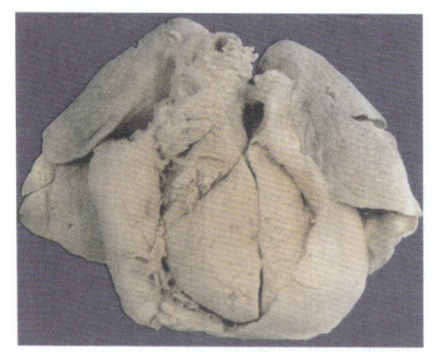

图19-1　纤维素性心包炎

4.气管纤维素性炎　主要观察在咽喉部黏膜、气管黏膜处是否有灰白色假膜覆盖。肉眼观察可见，在气管黏膜及咽喉部黏膜表面有灰白色膜状物被覆，即假膜，又称为假膜性炎。咽喉部假膜与黏膜粘连较紧，不易剥离，而气管黏膜表面的假膜则较疏松，容易脱落，部分已剥离（图19-2）。

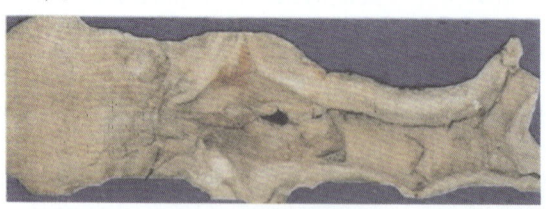

图19-2　气管纤维素性炎

5.化脓性阑尾炎　主要观察大体标本是否肿胀，浆膜面是否有脓性渗出物，是否有淤血、出血，黏膜面是否有脓液。肉眼观察可见，切除的阑尾明显肿胀变粗，浆膜面附有黄灰色或黄绿色脓性渗出物，浆膜表面血管扩张充血，呈黑褐色（淤血及出血所致），黏膜面附着灰黄色脓液，囊腔内有积脓（图19-3）。

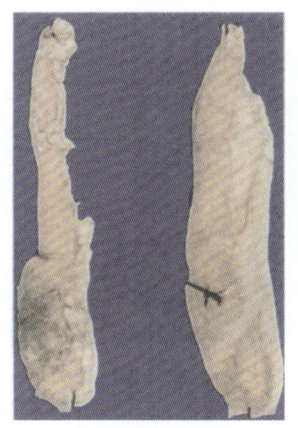

图 19-3　化脓性阑尾炎

6.肝脓肿　主要观察病灶部位,是否有脓性坏死物,是否有空腔,是否形成脓肿壁。肉眼观察可见,肝脏切面可见大小不等的多个脓肿病灶,有互相融合的倾向,病灶处正常结构已被破坏,脓肿中心可见黄白色脓性坏死物,部分则因脓汁流出而呈空腔,脓肿周围有纤维组织增生形成的脓肿壁,大部分脓肿边缘因肝组织炎性充血而呈明显黑褐色(图 19-4)。

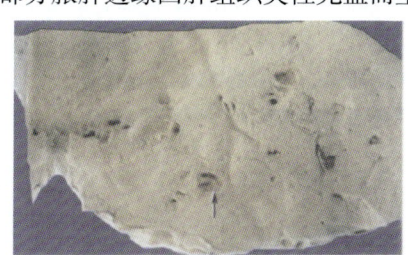

图 19-4　肝脓肿

7.慢性胆囊炎　在大体标本上主要观察胆囊的形态、大小、颜色、表面,还有黏膜的病变,胆囊腔的变化。胆囊体积增大,表面浆膜尚光滑;胆囊壁因慢性炎症时的纤维组织增生而明显增厚,呈灰白色;胆囊黏膜粗糙,失去细绒毛样外观,呈粗大绒毛状;胆囊腔缩小或扩张。

8.子宫颈息肉　主要观察子宫颈口处是否有新生物。肉眼观察,在子宫颈外口处可见一根部带蒂的新生物,表面光滑,根部与子宫颈管黏膜相连(图 19-5)。

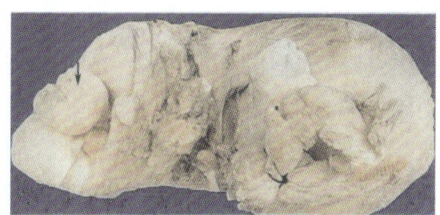

图 19-5　子宫颈息肉

9.血行播散型肺结核　主要观察肺部切面是否有粟粒大小结节,结节的大小、颜色。

肉眼观察,切面可见粟粒大小的结节,单个结核结节不易发现,3~4个结节融合呈粟粒大小,呈灰白色半透明状,有干酪样坏死时略显微黄(图19-6)。

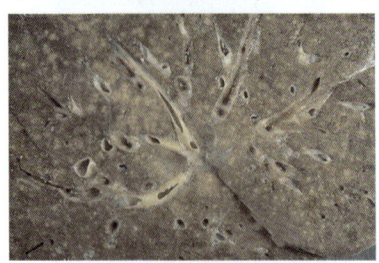

图19-6 血行播散型肺结核

(二)病理组织切片

1.急性重型肝炎

(1)低倍镜观察:主要观察肝小叶的病理变化,肝窦是否扩张充血。肝小叶结构破坏消失,小叶周围残存少数变性肝细胞,肝窦明显扩张、充血。

(2)高倍镜观察:主要观察肝细胞是否变性坏死,炎症细胞是否有浸润,库普弗细胞的变化。广泛、大片肝细胞坏死,坏死区有淋巴细胞、巨噬细胞为主的炎细胞浸润,库普弗细胞增生、肥大;门管区小胆管增生(图19-7)。

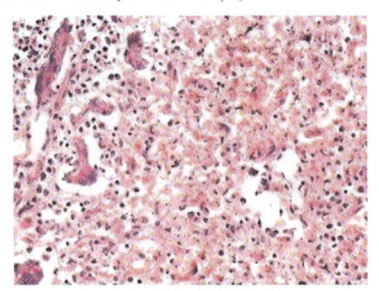

图19-7 急性重型肝炎

急性重型肝炎:肝细胞大片坏死,汇管区小胆管增生,淋巴细胞浸润

2.流行性乙型脑炎

(1)低倍镜观察:主要观察神经细胞坏死区的软化灶。神经组织细胞坏死液化后形成圆形或椭圆形、边界清楚的筛网状软化灶。

(2)高倍镜观察:主要观察神经细胞的病理变化,是否有炎症细胞浸润,小胶质细胞的变化。神经细胞肿胀,尼氏小体消失,胞质内出现空泡,核偏位或固缩、碎裂、溶解,在变性坏死神经细胞周围常见增生的少突胶质细胞围绕;血管周围有炎细胞聚集,呈套袖状浸润;小胶质细胞聚集形成小胶质细胞结节,多位于小血管旁或坏死的神经细胞附近。

3.纤维素性心包炎

(1)低倍镜观察:主要区分心壁的结构,心外膜表面是否有纤维蛋白渗出物,血管是否扩张和炎细胞浸润。低倍镜下可见,心外膜表面有粉色带状物,呈分枝状或空网状,即是纤维蛋白性渗出物;心外膜下血管扩张充血,可见多种炎细胞浸润。

(2)高倍镜观察:主要观察纤维蛋白性渗出物的结构特点和细胞浸润。纤维蛋白性渗出物呈网状、颗粒状、团块状不定型结构,呈浓淡不均的粉红色,其中夹杂少量破碎的多形核粒细胞、单核细胞,结缔组织中的血管内皮细胞增生并有少许淋巴细胞、单核细胞浸润(图19-8)。

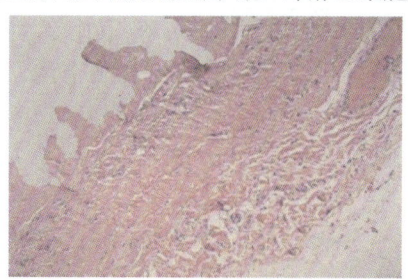

图19-8 纤维素性心包炎

4.气管纤维素性炎

(1)低倍镜观察:主要注意区分黏膜上皮、固有层和黏膜下层,重点观察黏膜上皮的病变。低倍镜下可见,支气管黏膜上皮浅表部分的上皮细胞坏死脱落,其表面代替的是一层粉红色的纤维素性假膜。

(2)高倍镜观察:主要观察纤维素性假膜的结构特点。假膜主要由纤维素细丝交织而成,其间网罗中性粒细胞及上皮细胞的碎屑,黏膜及黏膜下层有明显充血、水肿及出血,并有中性粒细胞及单核细胞浸润。

思考题:浆膜的纤维素性炎和黏膜的纤维素性炎的病变特点有什么区别?

5.化脓性阑尾炎

(1)低倍镜观察:主要观察黏膜上皮病变,阑尾腔内是否有中性粒细胞浸润。阑尾腔内充满脓液,有大量中性粒细胞浸润,黏膜上皮部分坏死脱落有缺损,并有溃疡形成。

(2)高倍镜观察:主要观察管壁各层的病理变化。黏膜层及黏膜下层有大量的中性粒细胞浸润,以致黏膜下层结构不清而明显增厚;肌层可见充血水肿,亦有散在中性粒细胞浸润;浆膜层除水肿外,血管高度充血,同时也有中性粒细胞浸润及少量纤维素渗出(图19-9)。

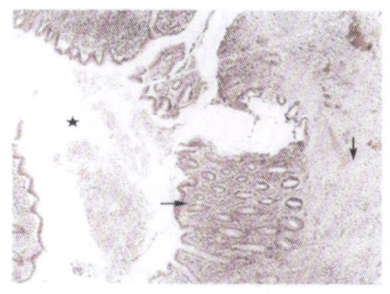

图19-9 化脓性阑尾炎
星号示阑尾腔,横箭头示黏膜,竖箭头示黏膜下层

6.肝脓肿

(1)低倍镜观察:主要观察脓肿灶的分布。肝组织切片中可见多个紫红色病灶,即脓肿灶,选择一个小脓肿灶用高倍镜进行观察。

(2)高倍镜观察:重点观察脓肿灶内细胞组织的病变,肝细胞的变性坏死,中性粒细胞的浸润、坏死。脓肿灶内原有肝组织已坏死溶解,其中有大量变性、坏死的中性粒细胞(脓细胞)的聚集;病灶周围有的肝细胞胞质内出现小空泡,为水样变性,有的肝细胞坏死;肝窦扩张(图19-10)。

思考题:蜂窝织炎和脓肿的病变特点有什么不同?

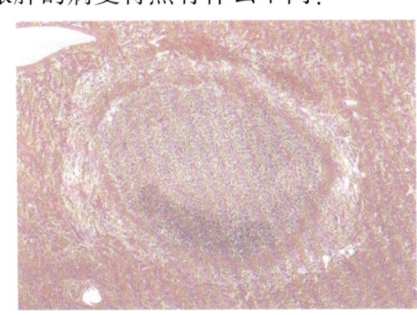

图 19-10　肝脓肿

7.慢性胆囊炎

(1)低倍镜观察:主要观察胆囊壁的病变、黏膜上皮的病变。胆囊壁增厚,纤维结缔组织增生;黏膜上皮多数萎缩,部分黏膜上皮凹陷,深达肌层。

(2)高倍镜观察:主要观察胆囊壁各层的病变,是否有细胞浸润,肌层中是否有显微组织增生。各层中有慢性炎症细胞(淋巴细胞和浆细胞)浸润,增厚的胆囊壁中,有淋巴细胞、浆细胞浸润,有的弥漫浸润,有的呈灶性分布;胆囊壁肌层中纤维组织明显增生(图19-11)。

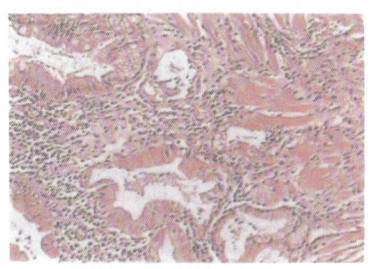

图 19-11　慢性胆囊炎

8.子宫颈息肉

(1)低倍镜观察:主要观察宫颈息肉的结构组成。宫颈息肉表面覆盖黏膜上皮,上皮下为增生的肉芽组织、疏松结缔组织以及宫颈腺体。

(2)高倍镜观察:主要观察上皮的结构特点,是否有肉芽组织、炎性细胞浸润。宫颈息肉表面覆盖增生的鳞状或柱状黏膜上皮,腺体周围有炎性细胞浸润(图19-12)。

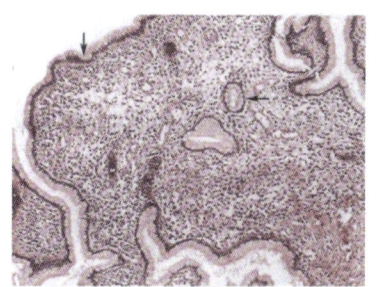

图19-12　子宫颈息肉
竖箭头示黏膜上皮,横箭头示腺体

9.血行播散型肺结核
(1)低倍镜观察:主要区分肺组织和结核结节,观察结核结节的分布、轮廓、形态。切片示多个散在结节状的结核结节。
(2)高倍镜观察:主要观察结核结节的组成成分,朗汉斯巨细胞的结构特点。结核结节由朗汉斯巨细胞、上皮样细胞、淋巴细胞及少量成纤维细胞构成,有的结节中央有红染的干酪样坏死,典型病变主要为中央为朗汉斯巨细胞,周围为类上皮细胞、成纤维细胞、淋巴细胞所围绕(图19-13)。

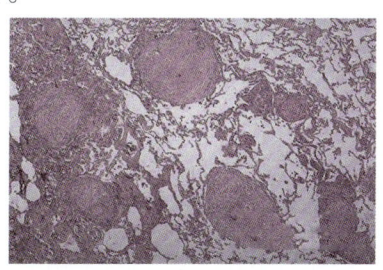

图19-13　血行播散型肺结核

【知识拓展】

炎症标志物

炎症标志物是指临床上对炎症相关性疾病进行诊断所依据的指标,主要指感染性疾病相关的感染标志物。当细菌、病毒等病原体感染机体时,机体会出现炎症反应,表现为发热、白细胞数增多、血沉(红细胞沉降率)加快、多种急性期蛋白增加等。因此,通过白细胞计数和分类、血沉测定、急性期蛋白浓度检测等方法能够对炎症进行判断,它们都属于炎症标志物。白细胞计数、血沉属于传统的炎症检测的一些指标,这些指标有一定的局限性,如妊娠、剧烈运动、中毒等非感染状态亦可引起白细胞数升高。新型炎症标志物包括降钙素原、C反应蛋白、血清淀粉样蛋白A等这些急性期蛋白,这些标志物在体内的含量不受抗菌药物、免疫抑制剂和激素的影响,可作为炎症性疾病的可靠指标。新型炎症标志物与传统指标相结合进行联合检测,可以提高对疾病的诊断水平。

【病例讨论】

患者,女,26岁。患者于入院前24小时,在路边餐馆吃饭,半天后,出现腹部不适,呈阵发性并伴有恶心,并出现呕吐胃内容物,发热及腹泻数次,为稀便,无脓血,体温37~38.5 ℃,来我院急诊。查便常规阴性,按"急性胃肠炎"治疗。晚间,腹痛加重,伴发热38.6 ℃,腹痛由胃部移至右下腹部,仍有腹泻,夜里再来就诊,查血象 WBC $21\times10^9/L$,急收入院。既往体健,无肝肾病史,无结核及疫水接触史,无药物过敏史。

查体:T 38.7 ℃, P 120次/分钟, BP 100/70 mmHg,发育营养正常,全身皮肤无黄染,无出血点及皮疹,浅表淋巴结不大,眼睑无浮肿,结膜无苍白,巩膜无黄染,颈软,甲状腺无肿大,心界大小正常,心律齐未闻及杂音,双肺清,未闻及干湿性啰音,腹平,肝脾未及,无包块,全腹压痛以右下腹麦氏点周围为著,无明显肌紧张,肠鸣音10~15次/分。

辅助检查:Hb 162 g/L, WBC $24.6\times10^9/L$,中性分叶86%,杆状8%;尿常规(-)。
大便常规:稀水样便, WBC 3~5/高倍, RBC 0~2/高倍。肝功能正常。
手术切除阑尾,可见阑尾肿大,色暗红,浆膜面血管扩张充血,覆有灰黄色渗出物。

请分析讨论:
1. 该患者所患是什么病?其诊断依据是什么?
2. 观察病变组织切片可见什么病理改变?

【实践作业】

1.实践项目 针对一种炎症性疾病进行炎症反应的分析和总结。

2.实践目的 引导学生用所学知识解释和分析临床疾病,锻炼学生发现问题、分析问题、解决问题能力,培养学生合作学习能力,增强学生"学以致用、学用结合"的意识。

3.实践方案
(1)学生按小组开展,每组自选一种炎症性疾病。深入临床,查阅文献资料。
(2)根据临床实践和文献资料,从该疾病炎症反应的原因、炎症类型病理变化、炎症反应结局等方面进行分析阐述,整理一篇"＊＊＊疾病的炎症反应分析"的总结报告。

4.实践报道或学生总结

【实验绘图】

绘出脓肿的高倍镜下结构,并标注相关结构名称。

（徐海瑛）

项目二十 肿瘤

肿瘤实验（一）

【导语】

愿做医学"包青天"，显微镜下辨忠奸，认真阅片细斟酌，缉拿"真凶"做诊断。

【实验目的】

1. 掌握常见肿瘤标本的观察方法。
2. 熟悉上皮组织发生的良、恶性肿瘤的大体形态和组织学结构。
3. 了解癌前病变、非典型增生、原位癌的形态特征并知其临床意义。
4. 熟练描述和绘出结肠腺瘤、食管高分化鳞癌、乳腺腺癌结构特征。
5. 具有与肿瘤患者沟通能力及防治肿瘤的宣教能力。

【实验器材】

1. 光学显微镜和数码互动系统
2. 大体标本和病理组织切片　常见肿瘤的大体标本和病理组织切片见表 20-1。

表 20-1　常见肿瘤的大体标本和病理组织切片

大体标本	病理组织切片
皮肤乳头状瘤	皮肤乳头状瘤
甲状腺腺瘤	乳腺纤维腺瘤
卵巢黏液囊腺瘤	结肠管状腺瘤
乳腺纤维腺瘤	
结肠息肉状腺瘤	
乳腺癌	

续表

大体标本	病理组织切片
原发性肺癌	乳腺癌(浸润性导管癌)
肺转移性肝细胞癌	食管高分化鳞状细胞癌
食管鳞状细胞癌(溃疡型)	结肠管状腺癌
胃癌	胃黏液腺癌
直肠癌	
淋巴结转移性癌	

【实验内容与方法】

(一)标本观察方法

首先对肿瘤大体标本要辨认是什么脏器和组织;注意脏器的大小、外形、颜色、质地、表面状况,空腔器官注意观察其内腔是否扩大、狭窄或阻塞,腔壁是否增厚或变薄,腔内有无内容物及其性状、特点如何等;注意肿物的特征,大小、形状、颜色、质地以及周围组织的关系(界限是否清楚、周围组织有无破坏等)。

对切片标本观察:①低倍镜观察:低倍镜可以观察病变组织的全貌,首先要确定这是何种组织或何种器官,然后寻找病灶,确定病变性质、病变的分布情况,观察时上下左右扫视全片。②高倍镜观察:继低倍镜观察之后,为了进一步观察病变的微细结构或细胞的形态,则用高倍镜观察,以便做更深入细致的观察和分析;根据所观察到的病变,大体标本与病理切片应相互联系,综合分析,做出病理诊断。

(二)实验内容

1.大体标本

(1)皮肤乳头状瘤:皮肤组织,表面肿物呈乳头状凸起,明显突出于皮肤表面,其根部狭窄形成蒂与正常皮肤相连,未见向皮下浸润。(此标本已从蒂部切下)

(2)甲状腺腺瘤(示膨胀性生长):在甲状腺肿瘤单纯切除标本,可见一椭圆形结节状肿块,肿块与周围正常组织分界清楚,并挤压周围正常组织而致肿瘤周围的纤维组织增生形成包膜,切面、包膜完整,大部分呈均质状,灰白兼灰黄色,少许域有囊性变(图20-1)。

(3)卵巢黏液性囊腺瘤(示膨胀性生长):组织来源卵巢,卵巢组织全部被肿瘤占据,切面原有卵巢结构已消失,肿瘤表面光滑,包膜完整,外壁光滑,切面有许多大小不等的囊腔,囊壁薄,内衬光滑,大多数囊腔内充有灰白色胶冻状物质。

(4)乳腺纤维腺瘤(示膨胀性生长):乳腺肿物单纯切除标本,结节状肿物一个,表面光滑,包膜完整(图20-2)。切开实性,灰白色,质韧,略呈分叶状,可见裂隙状区域,常有黏液样外观。

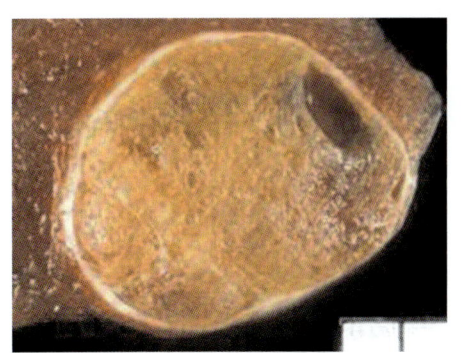
图 20-1　甲状腺腺瘤腺瘤剖面
包膜完整,分界清楚,有囊性变

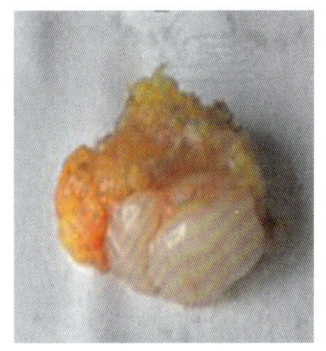
图 20-2　乳腺纤维腺瘤
包膜完整,界限清楚

(5) 结肠息肉状腺瘤(示外生性生长):肠腔黏膜面有一带蒂状肿物,息肉状,灰红色,界限清楚(图20-3)。

(6) 乳腺癌(示浸润性生长):乳腺癌根治标本,肿物已向乳腺外皮肤穿破,近乳头处皮肤呈橘皮样外观并尚有乳头凹陷之改变。切开,肿物与周围组织分界不清,灰白色兼灰红色,有出血和坏死,质地中等,无包膜,腋窝多个淋巴结肿大并互相融合。(请思考发生了什么?)

(7) 原发性肺癌:肺脏及肺肿物切除标本,表面无明显改变,切开,肿物位于上叶,切面,肺门处可见一灰白色肿块,实性,与正常肺组织分界不清(图20-4),肺内支气管多数已被压迫变扁,管腔窄支气管黏膜处亦有肿瘤黏附着,部分管腔有闭塞。

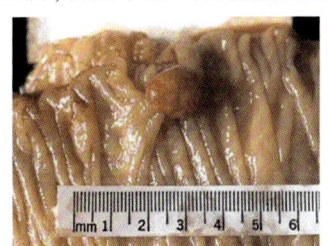
图 20-3　结肠息肉状腺瘤

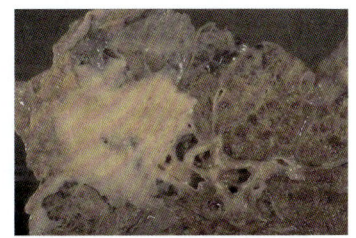
图 20-4　原发性肺癌肿瘤
实性、灰白色界限不清

(8) 肺转移性肝细胞癌:左肺分为上下两叶,表面高低不平,切面均可见大小不等、分界清楚、灰白色、弥散分布的结节,以下肺病变明显。

(9) 食管癌(示浸润性生长):溃疡型,食道中段,已被临床纵行剖开,管腔黏膜面可见溃疡,边缘不整齐,底部凹凸不平(图20-5)。

(10) 胃癌(示浸润性生长):胃大部分切除标本,已沿大弯剖开,胃壁弥漫增厚,与正常组织分界不清楚,其表面黏膜大部分已经消失,胃腔变小,状如皮革,因而有"皮革胃"之称。

(11) 直肠癌(浸润性生长):直肠癌标本,溃疡型,溃疡边缘隆起,底部深凹不平(图20-6)。

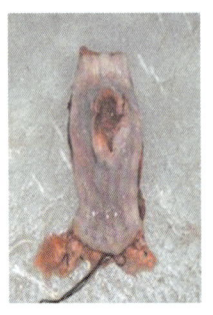 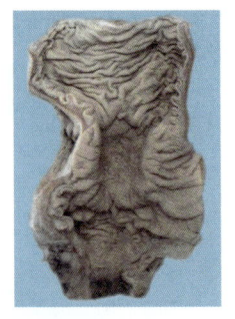

图 20-5　食管癌溃疡型　　　　　图 20-6　直肠癌溃疡型
边缘不整,底部凹凸不平　　　　　边缘隆起,底部深凹不平

(12)淋巴结转移性癌:融合肿大的淋巴结约鸭蛋大小,有包膜,但包膜不完整。切面可见多个大小不等、圆形或椭圆形、灰白色、淋巴结呈细颗粒状融合。

2.病理组织切片

(1)皮肤乳头状瘤:①低倍镜观察:见很多树枝样突起,每个突起即为一个乳头(由于切片的关系,有的只见到游离的"树枝"为横切面),乳头表面由增生的鳞状上皮覆盖,乳头中心为纤维组织、血管。②高倍镜观察:选纵切的乳头观察其结构,见乳头的上皮,从外到内为角化层、颗粒细胞层、棘细胞层、基底细胞层,排列规则。瘤细胞分化成熟,呈多边形,层次清楚,有细胞间桥,异型性小。

(2)乳腺纤维腺瘤:肿物主要有增生的纤维间质和腺体组成,腺体圆形、卵圆形,被周围的纤维组织挤压呈裂隙状(图 20-7)。

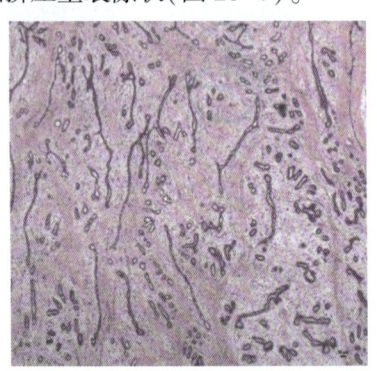 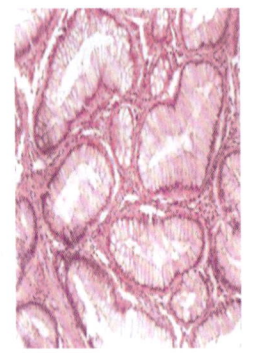

图 20-7　乳腺纤维腺瘤　　　　　图 20-8　息肉状腺瘤

(3)结肠管状腺瘤:①低倍镜观察:由结肠黏膜层向腔外生长,息肉状腺瘤有蒂与黏膜相连,其腺体与正常结肠胃的黏膜腺体很相似,异型性小。②高倍镜观察:腺体的细胞多呈单层排列,未见核分裂,异型性小(图 20-8)。

(4)乳腺浸润性导管癌:组织学形态多种多样,癌细胞排列成团索状、巢状,或伴有少量腺样结构。癌细胞大小形态各异,多形性常较明显,核分裂象多见。肿瘤间质有致密的纤维结缔组织增生,癌细胞在纤维间质内浸润生长(图20-9)。

(5)食管高分化鳞癌:①低倍镜观察:见大小不等的癌细胞团,呈片状或条索状排列,此为癌巢,位于结缔组织间质中。②高倍镜观察:癌巢由分化较好的鳞状上皮癌细胞构成,癌巢中央有粉红色同心圆排列之角化珠,即癌珠(可思考角化珠与癌细胞分化和之间有何关系),有的可见细胞间桥。间质中常有浆细胞和淋巴细胞浸润。

(6)结肠管状腺癌:①低倍镜观察:先分辨结肠的各层与肿瘤位置的关系,重点看癌组织的结构:癌细胞排列成腺管样结构,腺腔大小不等,形状不规则,瘤细胞排列层次紊乱,染色较深,腺上皮呈单层和多层,且可见癌组织已浸润到黏膜下层和肌层(正常黏膜下层及肌层无腺体),癌组织浸润处的原有组织尽被破坏。②高倍镜观察:腺体排列紊乱,细胞形态不一,细胞核大而深染,异型性大,核分裂现象易见(图20-10)。

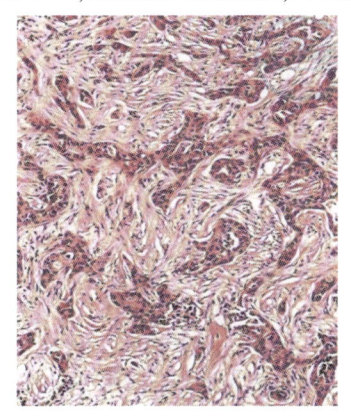 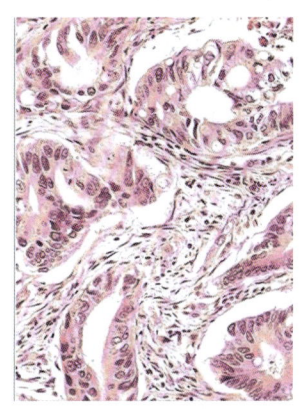

图 20-9　乳腺浸润性导管癌癌组织　　　　图 20-10　结肠腺癌
呈条索索或岛屿状分布,在间质内浸润性生长　　　腺体排列紊乱,细胞核大而深染

(7)胃黏液腺癌:①肉眼观:红染的组织中染色浅的区域为癌变区。②镜检:胃壁肌层内可见大量分泌黏液的癌细胞,黏液将细胞核挤压于癌细胞一侧,形成戒指样,故称印戒细胞,黏液癌恶性程度高。

【知识拓展】

乳腺癌的检测和治疗

目前,临床上对乳腺癌患者进行常规 ER、PR、HER2 项目免疫组化检测。因为正常乳腺上皮细胞的细胞核内均含雌二醇受体(ER)和孕酮受体(PR),激素在细胞核内与受体形成二聚体,启动细胞分裂周期。首先,临床上约70%的乳腺癌患者含有雌激素受体,35%的乳腺癌患者含有孕激素受体,临床检测可测出激素受体的阳性或阴性,受体阳性者对激素治疗敏感,故在临床上常用内分泌治疗来医治受体阳性的乳腺癌患者。其次,乳腺癌患者还和原癌基因 HER2 的表达密切相关,HER2 过度表达者,乳腺癌的增殖活性高,预后差,可应用抗 HER2 基因的单抗克隆抗体-赫赛汀对过度表达的乳腺癌进行靶向治疗。所以,HER2是乳腺癌靶向治疗的重要检测指标,也是乳腺癌的必检项目。

【医者匠心】

我国食管癌研究的创始人——沈琼

沈琼教授(1911—2005年)是河南医科大学病理学教授,国内外著名的病理学家,是我国食管癌防治研究的开拓者以及食管癌细胞学研究的创始人。早在20世纪,沈琼教授深入食管癌高发区太行山区——林县(今林州市)进行食管癌的研究,几十年如一日,走遍了林县的家家户户,致力于食管癌的早期诊断和综合防治。

河南省林县属于食管癌高发区,那时,一旦查出食管癌往往是中晚期。为了能做到对食管癌早发现、早诊断、早治疗,他亲自吞咽食管细胞采样器,反复试验,多次改进,最后成功研制了"食管细胞采取器",简便、有效、易掌握。这项研究对早期食管癌能做到早期发现,被称为"沈氏拉网法",解决了食管癌普查难题,为我国开展人群预防性普查和及时发现癌前病变以及早期食管癌做出了卓越贡献。

【病例讨论】

患者,女性,37岁,已婚,无意中发现左侧乳房无痛性肿块逐渐增大2年,因近期生长迅速前来院就诊。

查体:左侧乳房较左侧大,在乳房的外上象限触摸到一鹅蛋大小肿块高出皮肤,表面溃破、质硬、较固定,与周围组织粘连,分界不清。病变侧腋窝淋巴结肿大,约3 cm×3 cm大小,尚可活动。乳头凹限,皮肤呈橘皮样外观。

组织学观察检查:肿瘤呈不规则团索状、腺管状排列,细胞有明显异型性,核分裂象多见,间质为大量纤维组织增生。

请分析讨论:

1.请结合临床、肉眼形态特点及镜下组织学特点做出初步诊断(要求写出诊断依据)。

2.患者为什么出现乳头凹陷,皮肤呈橘皮样外观?腋窝淋巴结为什么会肿大?

3.结合理论所学,患者应如何做到精准治疗?

【实践作业】

1.实践项目　从肿瘤的病因谈肿瘤的防治。

2.实践目的　培养科学预防肿瘤意识,提升宣教实践能力。

3.实践方案

(1)深入社区,收集肿瘤发病人群有关信息,写出书面资料。

(2)组织班会进行宣教演讲。

4.实践报道或学生总结

【实验绘图】

绘出高分化鳞状细胞癌镜下简图,并标注相关结构名称。

(刘安丽)

肿瘤实验(二)

【导语】

肿瘤良恶须明辨,探索结果亮双眼。
常规技术是基础,精准要有新手段。

【实验目的】

1.进一步掌握肿瘤的观察方法及一般形态的描述。
2.熟悉各类肿瘤的命名原则及癌与肉瘤组织区别点。
3.了解肿瘤常规病理学诊断方法和技术的应用。
4.能结合标本分析肿瘤良恶特征。
5.具有对肿瘤初步辨识、诊断能力和对患者康复的指导能力。

【实验器材】

1.光学显微镜和数码互动系统
2.大体标本和病理组织切片　常见肿瘤的大体标本和病理组织切片见表20-2。

表20-2　常见肿瘤的大体标本和病理组织切片

大体标本	病理组织学切片	
皮下脂肪瘤	脂肪瘤	
神经鞘瘤	血管瘤	
子宫多发性平滑肌瘤	平滑肌瘤	
卵巢成熟性囊性畸胎瘤	纤维瘤	
葡萄胎		
子宫平滑肌肉瘤	纤维肉瘤	
绒毛膜癌	骨肉瘤	
软骨肉瘤	绒毛膜癌	示教
骨肉瘤	恶性黑色素瘤	示教
	霍奇金氏恶性淋巴瘤	示教

【实验内容与方法】

(一)大体标本

1.皮下脂肪瘤(示膨胀性生长) 标本取自皮下组织,肿瘤呈圆或扁圆形,肿物边界清楚,分叶状,表面较光滑,有一薄的完整包膜。切面瘤组织实性、淡黄色,质软油腻,与正常脂肪组织相似,无坏死、出血改变。

2.神经鞘瘤 肿瘤呈结节状,有包膜,境界清楚;切面灰白兼灰红色(图20-11)。

3.子宫平滑肌瘤(示多发性) 子宫已剖开,切面在内膜下、肌壁间及浆膜下可见多个结节状肿物,肿物大小不等,小如米粒、大如鸡蛋或更大,大者可填满或压迫宫腔,使宫腔变窄和变形,肿瘤边界清楚;切面灰白色,实性、质韧,可见肌束交错排列,呈"编织样"或"旋涡状"结构(图20-12)。

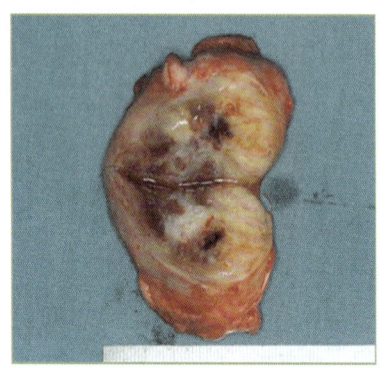
图20-11 神经鞘瘤剖面观

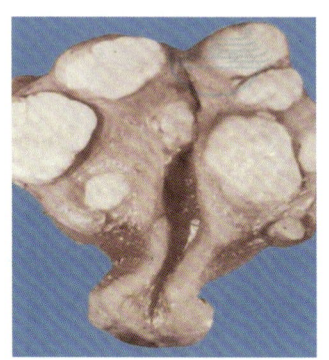
图20-12 子宫平滑肌瘤剖面观

4.卵巢成熟性囊性畸胎瘤 卵巢肿物,肿瘤包膜完整,切面多为囊,囊腔内含有大量灰黄色软膏状皮脂样物,混有毛发、脂肪、骨等。囊内壁上可见结节状隆起,可见牙齿,可含有骨质、软骨,以及其他各胚层分化的组织。

5.葡萄胎

(1)完全性葡萄胎:子宫腔扩张,腔内充满大小不等的透明囊泡,囊泡直径0.1~2 cm,壁薄,囊泡间有纤维的纤维条索相连,状似葡萄,无胚胎成分。

(2)部分性葡萄胎:子宫腔扩张,腔内可见部分大小不等的透明囊泡,形成葡萄样外观,部分为正常的胎盘组织(图20-13)。

6.子宫平滑肌肉瘤 肿瘤呈结节状,切面粉红色,质细腻,鱼肉状,有片状出血与坏死灶,无包膜。

7.绒毛膜癌 子宫体积不规则增大,表面常有紫红色结节,切面可见宫腔内有血块状结节,充塞宫腔或浸润子宫肌层,结节暗红色,质软,有出血坏死。

8.软骨肉瘤 肿瘤位于骨髓腔内,破坏正常骨皮质,切面呈半透明、灰白色,分叶状,瘤内可见淡黄色钙化小灶肿瘤。

9.骨肉瘤 观察标本为手术截断的下半段股骨干骺端,骨骺端肿大,切面骨皮质和骨髓腔大部分破坏,骨髓腔及骺端有广泛的灰白色瘤组织充填,瘤组织呈灰红色、鱼肉样形成巨大梭形肿块,伴有出血坏死并破坏骨皮质(图20-14),破坏并侵入周围软组织。

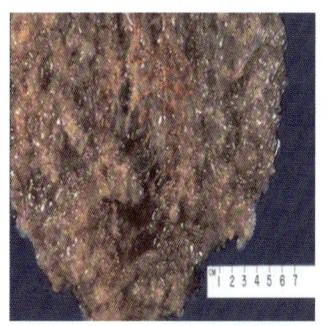
图 20-13 葡萄胎
大小不等的水泡样物组织切片

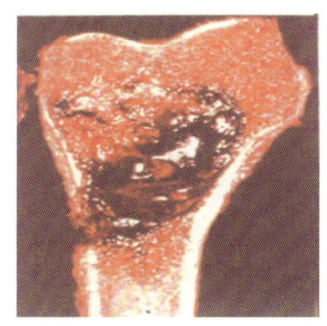
图 20-14 骨肉瘤
骨皮质破坏、出血坏死肿物出血坏死、骨皮质破坏

(二)病理组织切片

1.脂肪瘤 低倍镜下瘤细胞排列紊乱,间质将瘤组织分隔为大小不一、形状不规则的小叶状结构;高倍镜下肿瘤细胞分化好,与成熟的脂肪细胞很相似,部分区域可伴有玻璃样变性(图20-15)。

2.血管瘤 镜下可分为毛细血管瘤和海绵状血管瘤。

(1)毛细血管瘤:瘤组织由大小不等的新生毛细血管构成,毛细血管腔不规则,部分管腔扩张,腔内可见红细胞;高倍镜观察,毛细血管壁厚薄不一,增生的内皮细胞核肥大。

(2)海绵状血管瘤:肿瘤主要由增生的血窦构成,腔大壁薄(图20-16),有的窦腔相互穿通。

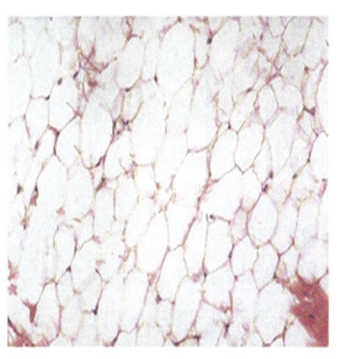
图 20-15 脂肪瘤

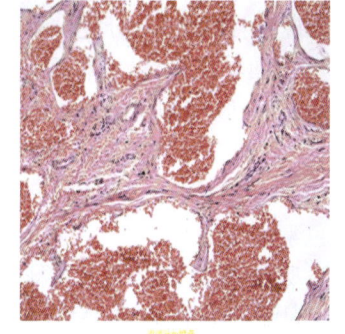
图 20-16 海绵状血管瘤

3.子宫平滑肌瘤 低倍镜下瘤细胞排列紧密,呈编织状或旋涡状排列;高倍镜下瘤细胞似正常的平滑肌细胞,细胞的大小及形态较一致,核呈长杆状、两端钝圆,核分裂象少见。

4.纤维瘤 低倍镜下,增生的瘤细胞与成束的胶原纤维呈编织状排列,排列密集;高倍镜下瘤细胞分化较好,似正常的纤维细胞,呈长梭形,核短梭形,瘤细胞呈束状、编织状排列,部分区域可见玻璃样变性。

5.纤维肉瘤

(1)肿瘤细胞弥散分布,瘤细胞多呈梭形,大小不一致,胞浆较少。

(2)核大而形状不一,多圆形或梭形,染色质丰富,浓染,可见病理性核分裂象及少数的瘤巨细胞,有的区域瘤细胞呈束状或旋涡状排列。

(3)间质少,血管丰富。

6.骨肉瘤　低倍镜下观察,瘤细胞大小形态不一,弥漫分布,无巢状结构;高倍镜观察,瘤细胞形态多样,呈梭形或圆形,核大、深染,核仁明显,可有瘤巨细胞出现,易见病理性核分裂,瘤细胞间可见红染的条索状骨样组织,肿瘤性骨(图20-17)。

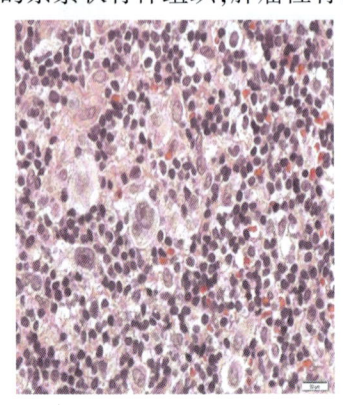

图 20-17　骨肉瘤

肿瘤细胞异型性显著,异常核分裂可见,肿瘤性骨基质形成

7.绒毛膜癌

(1)低倍镜观察:瘤组织由分化不良的似细胞滋养层和合体滋养层两种细胞组成,两种细胞混杂排列成巢状或条索状,偶见个别癌巢主要由一种细胞组成。

(2)高倍镜观察:似细胞滋养层的肿瘤细胞呈圆形、多边形,细胞界限清楚,胞质淡染,核圆形,空泡状;似合体滋养层的肿瘤细胞呈合体状,胞质丰富、红染,核浓缩,形状不规则。肿瘤无间质和血管,不形成绒毛和水泡状结构。

8.恶性黑色素瘤

(1)低倍镜观察:瘤组织结构呈多样性,呈条状、条索状或腺泡样排列。

(2)高倍镜观察:瘤细胞较在,大小、形状较一致,呈多边形或梭形,核大,常有粗大的嗜酸性核仁,瘤细胞内、外可见黑色素颗粒(免疫组化 HMB45 常阳性),可见病理性核分裂象。

9.霍奇金氏恶性淋巴瘤(混合细胞型)　淋巴结结构破坏,镜下肿瘤细胞与各种炎细胞混合存在,诊断性 RS 细胞及单核性 RS 细胞均易见(图20-18)。免疫组化 CD30 可对 RS 细胞标示阳性。

第二篇　病理学

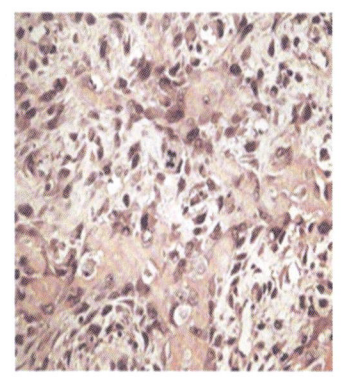

图 20-18　霍奇金氏恶性淋巴瘤
诊断性 RS 细胞、单核性 RS 细胞易见

【知识拓展】

关注病理前沿　探索未知领域

病理学新技术——免疫组织化学简称免疫组化,是指带显色剂标记的特异性抗体在组织细胞原位通过抗原抗体反应和组织化学的呈色反应,对相应抗原进行定性、定位、定量测定的一项新技术。

它把免疫反应的特异性、组织化学的可见性巧妙地结合起来,借助显微镜(包括荧光显微镜、电子显微镜)的显像和放大作用,在细胞、亚细胞水平检测各种抗原物质(如蛋白质、多肽、酶、激素、病原体以及受体等)。

近年来,这项技术在临床病理诊断中得到了广泛的应用,尤其在肿瘤诊断中,借用免疫标记更好地去明确、精准、规范肿瘤的病理诊断及指导治疗。常用免疫组织化学抗体有四大类(数百项),即上皮性标记物、间叶组织标记物、淋巴细胞标记物、神经及神经内分泌标记物等,举下列几种供大家学习参考。如癌常用的有 Keratin EMA,肉瘤常用的有 Desmin myosin actin,淋巴瘤常用的有 LCA CD 系列,黑色素瘤常用的有 HMB45 S-100,神经胶质瘤常用的有 GFAP,葡萄胎常用的有 P57 等。

【医者匠心】

感恩前辈　砥砺前行

吴秉铨教授,中国著名医学教育家、病理学专家、博士生导师,我国实验病理癌转移生物学研究的奠基人和开拓者。他 50 年病理工作致力于诊断病理学和实验肿瘤学。在 20 世纪 80 年代,他在北京医科大学病理系建立了第一个中国自己的病理生物学研究基地,率先在国内开展了分子生物学技术在病理诊断及研究中的应用,综合细胞生物学、免疫学、遗传学等相关学

117

科,从整体、细胞、分子三个层面阐释疾病,为病理学确立了更为宽广的研究基础。他首次主导研究的免疫缺陷动物——裸鼠的培育和应用,为实验病理癌转移生物学的深入研究做出了不懈的努力,推动了国内分子病理学的研究发展和进步,曾在国际上获得三项纽约中华医学基金项目和一项联合国工业发展组织遗传和生物工程研究项目,著论文上百篇。他的孜孜不倦、大胆创新、努力开拓、永不言弃的奋斗精神,是我们医学路上永远的楷模和旗帜。

【执业练习】

给下列组织起源的肿瘤命名(包含良性、恶性的命名):
1. 甲状腺腺上皮
2. 食管鳞状上皮
3. 子宫平滑肌
4. 皮下脂肪
5. 股骨骨组织
6. 胸膜间皮
7. 颈部淋巴结
8. 睾丸生殖细胞
9. 神经鞘瘤细胞

【病例讨论】

患者,男性58岁,工人。

病史摘要:患者三年前以反复血便4个月行结肠镜检查,发现降结肠有一溃疡型肿物,手术切除肿瘤经病理诊断为结肠腺癌(低分化),术后病人情况良好,在恢复中能行轻度体力活动。

现病史:3个月来常有鲜血便、纳差、消瘦,间有腹痛,到医院行B超检查发现肝脏有多个灰白色的瘤结节而到肿瘤科住院治疗。

查体:体温、脉搏、呼吸、血压均在正常范围,消瘦病容。右上腹及右胸稍隆起,肝上界于第四肋,下界平脐,质硬,表面凹凸不平,有轻压痛。血生化检测AFP(-)。

住院经过:入院后腹痛加剧,常规抗癌和保肝治疗疗效不佳,反复出现神志模糊,意识障碍,烦躁不安,两个月后,因病情严重而死亡。

尸检记录摘要:中年男尸,身长160 cm,体重47 kg,消瘦,皮肤巩膜无黄染,右胸下部及右上腹隆起,腹水300 mL,混浊。

肝红褐色表面高低不平,有大小不等的结节状隆起。切面,全肝均有多个灰白色瘤结节,尸检报告为低分化腺癌。

肺:暗红色,各肺叶均有灰白色瘤结节,黄豆大。肺门肿大淋巴结多个,质硬。尸检病理报告肺及淋巴结均为低分化腺癌。

腹腔淋巴结:腹主动脉旁淋巴结肿大粘连成小枣及花生米大小的肿块,肠系膜淋巴结亦粘连肿大,两处病理结果均为腺癌结构。

请分析讨论:
1. 做出主要脏器的病理诊断。
2. 肝、肺的癌肿是原发还是继发灶？根据是什么？
3. 本例的转移途径有哪些？

【实践作业】

1. 实践项目　关爱生命,志愿服务。
2. 实践目的　提升民众素质,实现素质教育,培养对社会有责任有担当的医学人才。
3. 实践方案
(1)组建"关爱生命,志愿服务团队",动员对癌症预防工作有意向有热情的学生参加。
(2)充分准备,有的放矢,请临床系、基础医学部等相关专家给予指导;做好宣传资料、PPT课件相关准备工作。
(3)走进社区、走进乡村进行防癌宣讲,倡导健康生活方式、戒烟戒酒、合理运动,唤醒民众对防癌的认识和理解。
(4)通过传播科普知识,亲身参加社会实践活动,对所见所闻有新的理解和启迪,使防治工作与所学书本相联系。
4. 实践报道或学生总结

【实验绘图】

绘出纤维肉瘤、平滑肌肉瘤镜下简图,并标注相关结构名称。

(刘安丽)

项目二十一 心血管系统疾病

【导语】

心脏好似一血泵，血管密闭运输忙。
循环往返无穷尽，一脉相承情义长。
如若二者遭病损，心脑必然受影响。

【实验目的】

1. 掌握动脉粥样硬化的基本病变、风湿病的基本病变、原发性高血压的各期病变特点及主要脏器的病变特点。
2. 熟悉慢性心瓣膜病的病变。
3. 熟练描述和绘出风湿性心肌炎病变结构特征。
4. 具有与心血管系统疾病患者沟通能力及防治心血管疾病的宣教能力。

【实验器材】

1. 光学显微镜和数码互动系统
2. 大体标本和病理组织切片　心血管系统疾病的大体标本和病理组织切片见表 21-1。

表 21-1　心血管系统疾病的大体标本和病理组织切片

大体标本	病理组织切片
主动脉粥样硬化	主动脉粥样硬化
冠状动脉粥样硬化	
脑动脉粥样硬化	
心肌梗死	心肌梗死
高血压性心脏病	
高血压病脑出血（大脑内囊出血）	
原发性颗粒固缩肾	原发性颗粒固缩肾
风湿性心内膜炎	风湿性心肌炎
二尖瓣狭窄	

【实验内容与方法】

(一)标本观察方法

1.心脏的观察方法

(1)大体标本观察:大小:正常为死者手拳大小;重量:正常成人250 g左右,女的稍轻些;形状:正常为圆锥形。检查心脏各部有无肥大或缩小;外观:光滑有光泽的心外膜上有无出血点及渗出物附着,注意冠状动脉的走行及分支、粗细、颜色及硬度。

心腔大小是否正常;心壁的厚度:左心室壁最厚处0.81 cm,右心室壁厚为其三分之一;心肌的性状:色、光泽、硬度等;如有无疤痕形成及梗死等;心内膜和各心瓣膜及腱索、乳头肌等的状态:如瓣膜有无血栓形成、增厚,腱索有无增粗变短等情况。

(2)切片观察:因心脏系空腔脏器,可逐层观察,如由心内膜、心肌及心外膜的次序观察。心内膜:内膜(包括心瓣膜)有无异常之处;心肌:肌纤维横纹是否清楚,有无变性、坏死等改变,然后再看心肌间质的改变,如血管有无充血、出血,间质内有无水肿和与正常不一致的地方;心外膜:外膜表面有无渗出物附着,有无因机化而增厚的情形,有无出血,冠状动脉有无硬化等。

2.血管的观察方法

(1)大体标本观察:内容物:血液性状,有无其他异常物质如固形物;内腔:扩张及狭窄;内面:即内膜,光滑度、色调及病变;壁:厚度、硬度;外部:走行及分支、粗细、颜色及硬度等。

(2)切片观察:大动脉和中动脉及细小动脉均为空腔脏器,可按内膜、中膜、外膜的顺序观察。内容物:血管腔内有无异常物质存在,如血栓形成;内膜:有无增厚,厚的物质是什么;中膜:有无被破坏的情形或异常之处;外膜营养血管有无改变,外膜内有无炎性细胞浸润及其他改变。

3.脑的观察方法

(1)大体标本观察:①表面检查:重量、形态有无异常。脑膜血管扩张充血否,尤其注意脑回表面的小血管的状态。脑膜内有无异常物质存在,如水肿、出血及渗出物等。脑回的宽窄、脑沟的深浅等。②切面检查:实质血管有无充血、出血或其他与正常不一致的地方,如尤其性状如何。

(2)切片观察:脑膜血管有无充血、出血,脑膜内有无异常渗出物存在。脑实质:实质内血管有无出血,血管周围腔内有无渗出物存在,神经细胞有无变性及坏死,胶质细胞有无增生。

4.肾的观察方法(见泌尿系统疾病)

(二)实验内容

1.大体标本

(1)主动脉粥样硬化:肉眼观:①脂纹:主动脉后壁及其分支开口处内膜上散在帽针头大小的黄色斑点或长短不一的条纹(宽1~2 mm、长1~5 cm),平坦或微隆起,即主动脉粥样硬化的早期脂纹;②纤维斑块:标本内膜上散在大小不等的灰黄色或灰白色蜡滴状突起的斑块,即主动脉粥样硬化的纤维斑块;③粥样斑块:内膜上散在大小不等明显隆起的灰黄色斑块,切面见斑块表面覆以纤维帽,深层有多量黄色粥糜样物即粥样斑块(又称粥瘤),粥样斑块常继发斑块内出血、破裂形成粥瘤样溃疡或有钙盐沉着(图21-1)。

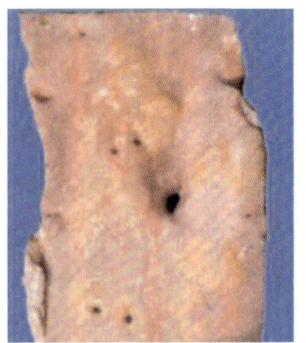

图21-1　主动脉粥样硬化

(2)冠状动脉粥样硬化:肉眼观左冠状动脉前降支的内膜面见灰黄色粥样斑块,横切面斑块多呈新月形,位于血管的心壁侧;冠状动脉腔呈偏心性狭窄;左心室前壁有小片的梗死灶,呈灰白色、形态不规则(图21-2)。

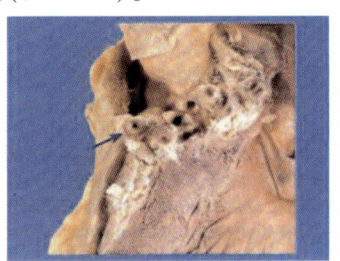

图21-2　冠状动脉粥样硬化

(箭头示冠状动脉管壁增厚,管腔狭窄)

(3)脑动脉粥样硬化:肉眼观基底动脉、大脑中动脉和Wllis环大小、粗细不等,管壁增厚变硬,透过外膜隐约可见管壁内散在分布的灰黄色或灰白色粥样斑块,致动脉外观呈节段性或串珠状变化;切面见斑块呈新月形突向管腔内,致管腔偏心性狭窄;动脉管腔横切面因管壁硬化、失去弹性而呈喇叭口形哆开状态(图21-3)。

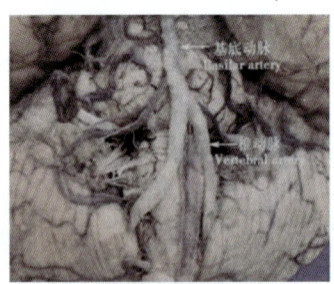

图21-3　脑动脉粥样硬化

(4)心肌梗死:心脏表面可见大范围的急性心肌梗死,坏死灶呈不规则状,坏死灶中心是黄色的坏死肌肉,周围是红色的充血区,仍存活的心肌为红褐色。在心脏横切面上可见左心室前壁及室间隔前 2/3 的梗死区被灰白色瘢痕组织代替(图 21-4)。

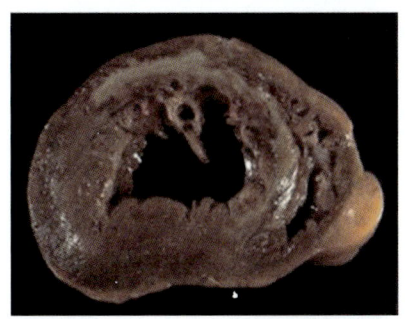

图 21-4　心肌梗死

(5)高血压性心脏病:心脏重量增加,左心室壁增厚,乳头肌和肉柱增粗变圆;心腔不扩张,甚而缩小,呈向心性肥大(图 21-5)。

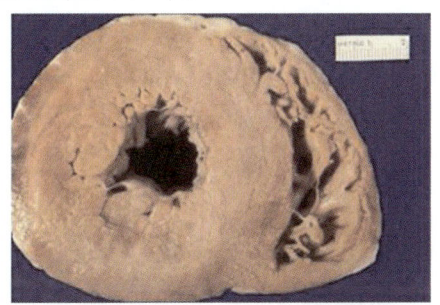

图 21-5　高血压病向心性肥大

(6)高血压病脑出血:肉眼观大脑切面显示内囊及脑室右侧内囊区严重出血,脑组织破坏已被血凝块代替,呈黑色(图 21-6)。出血灶的血液破入脑室。此为高血压病时大脑中动脉分支豆纹动脉破裂出血所致。

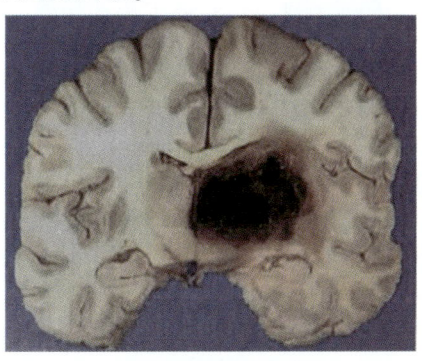

图 21-6　高血压病脑出血

(7)原发性颗粒性固缩肾：肉眼观肾脏体积缩小，质量减轻，50～100 g，质地变硬，表面见均匀弥漫的细颗粒状突起（图21-7）。切面皮质变薄小于等于2 mm（正常厚3～5 mm），皮髓质交界处的肾小动脉壁增厚变硬，呈鱼口状哆开。

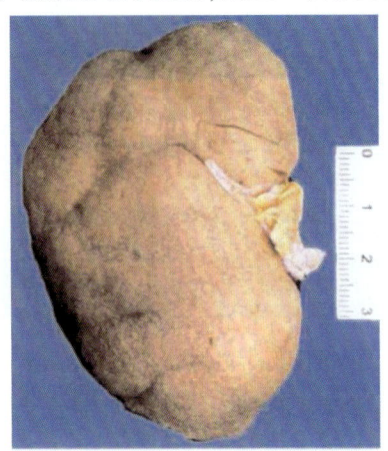

图21-7　原发性颗粒性固缩肾

(8)急性风湿性心内膜炎：肉眼观二尖瓣闭锁缘上有呈串珠状单行排列的疣状赘生物；疣状赘生物直径1～3 mm大小，半透明灰白色，与瓣膜粘连紧密，不易脱落（图21-8）。

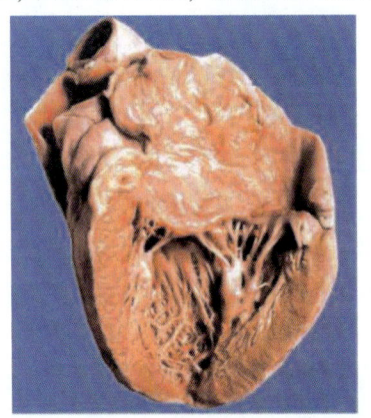

图21-8　风湿性心内膜炎

(9)二尖瓣狭窄：在心脏的左心房处做横断面，可见心脏体积增大，心肌肥厚，二尖瓣口高度狭窄，瓣膜明显增厚、变硬、缩短、变形，瓣叶间粘连、固定，无法闭合，心房呈高度扩张状态（图21-9）。

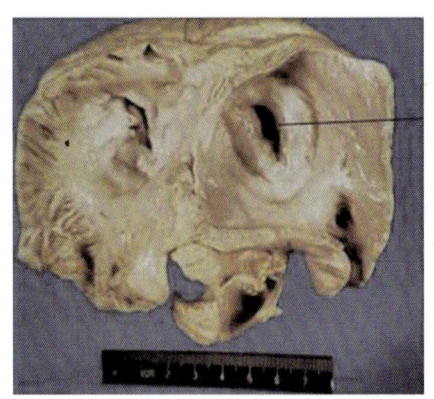

图 21-9　二尖瓣狭窄伴关闭不全

2.病理组织切片

（1）主动脉粥样硬化：①低倍镜观察：可见内膜凸起部分为增厚的内膜，深部可见大量红染的脂质和坏死物。②高倍镜观察：可见增厚的内膜，呈纤维组织增生、玻璃样变（即纤维帽），纤维帽的深部见大量红染的无定形坏死物和脂质，其中有较多呈针状空隙的胆固醇结晶（粥样病灶）；底部及周边部可见肉芽组织、少量泡沫细胞和淋巴细胞浸润。中膜萎缩（图 21-10）。

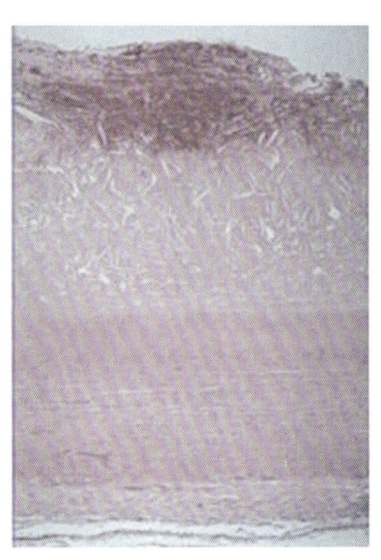

图 21-10　主动脉粥样硬化

（2）心肌梗死：①低倍镜观察：左心室壁见大片不规则红染颗粒状坏死灶。②高倍镜观察：左心室壁部分坏死灶心肌细胞深红染、核消失、细胞轮廓清晰（属凝固性坏死）坏死的细胞之间有大量中性粒细胞浸润；部分区域属陈旧性梗死，呈现大量肉芽组织增生、机化；部分坏死灶中有明显出血（图 21-11）。

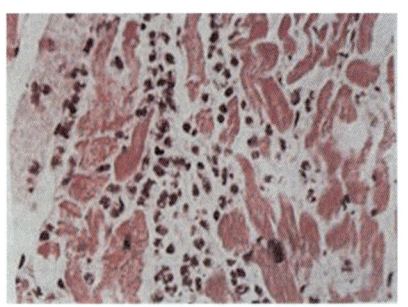

图 21-11　心肌梗死

（3）原发性颗粒性固缩肾：①低倍镜观察：部分肾小球萎缩，其相应的肾小管亦萎缩，而部分肾小球代偿性肥大，肾小管代偿性扩张（图 21-12）。②高倍镜观察：部分肾小球纤维化和玻璃样变，其相应的肾小管变性、消失，纤维组织增生，淋巴细胞浸润；部分肾小球代偿性肥大和肾小管代偿性扩张；入球动脉玻璃样变及肌型小动脉硬化；间质结缔组织增生及淋巴细胞浸润。

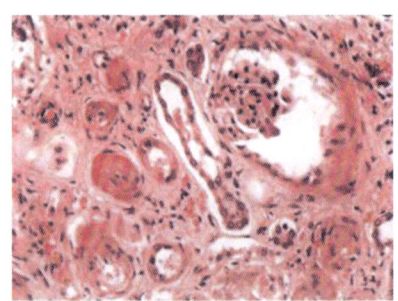

图 21-12　原发性颗粒性固缩肾

（4）风湿性心肌炎：①低倍镜观察：心肌间质充血、水肿，心肌纤维排列疏松。在血管周围可见由成簇细胞构成的梭形或椭圆形病灶，此即风湿小体（图 21-13）。②高倍镜观察：风湿小体之中央可见少量红染无结构、呈碎片状的纤维素样坏死物，附近有成团的风湿细胞（或称 Aschoff 细胞）及少量淋巴细胞、单核细胞浸润；该细胞体积较大，呈梭形或多边形，胞质丰富，嗜碱性，细胞核大、呈卵圆形、空泡状，染色质集中于核中央，横切面呈枭眼状或纵切面呈毛虫状。有的风湿细胞呈双核或多核，称 Aschoff 巨细胞（图 21-14）。

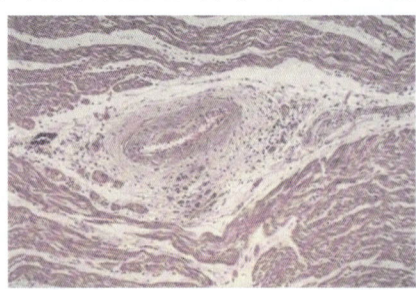

图 21-13　风湿性心肌炎（低倍镜）

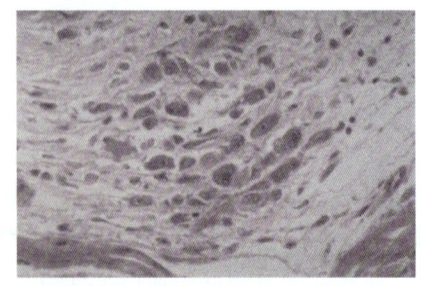

图 21-14　风湿性心肌炎（高倍镜）

【病例讨论】

患者,男性,56岁,因"摔倒后意识丧失约10分钟"入院。入院前30分钟,因房屋销售事项与房屋买方和卖方发生纠纷激烈争吵。随后,跌坐在楼梯上,意识不清并送医院,经抢救无效死亡。查体:意识丧失,脉搏摸不到,血压测不出,双瞳孔散大固定,光反射消失,左侧瞳孔较右侧稍小,头颅无明显血肿,外耳道无渗血,口腔有泡沫,颈软。

尸检摘要:胸腔内无积液,心脏重450 g,左室前壁、心尖、室间隔未见出血及坏死灶,左室壁厚2 cm,右室壁厚0.5 cm,各心腔不扩张,瓣膜口大小:三尖瓣口12 cm,肺动脉瓣口7.5 cm,二尖瓣口9 cm,主动脉瓣口7 cm,瓣膜菲薄。左冠状动脉前降支可见粥样硬化纤维斑块形成,隆起于内膜表面,使管腔狭窄约1/4,右冠状动脉主干偏心性狭窄占管腔3/4,主动脉壁有散在分布的脂斑、脂纹和纤维斑块。脑重1500 g,软脑膜血管扩张充血,脑回变宽,脑沟变浅,脑表面较平坦,脑实质内无出血及占位病变,双侧小脑扁桃体压迹明显。镜下:心外膜及心肌间质小血管扩张充血,心肌纤维呈波浪状排列明显嗜酸性变,以及横纹模糊不清,左心室心肌纤维增粗,部分心肌细胞核大深染;心尖肌壁浅层弥漫性渗出性出血,室间隔肌纤维间可见纤维组织增生和灶性纤维化,左冠状动脉前降支粥样硬化纤维斑块形成;右冠状动脉主干管壁增厚,管腔形状不规则,狭窄3/4以上。脑组织内小血管、神经细胞和胶质细胞周围间隙增宽,神经细胞肿胀,胞浆内可见空泡,尼氏小体减少。

请分析讨论:
1.请做出本病例病理诊断并给出诊断依据?
2.本病例死亡原因是什么?

【知识拓展】

一桥飞架南北,天堑变通途
——心脏搭桥手术

心脏搭桥手术又称为冠状动脉旁路移植术,是指当一条或多条冠状动脉由于动脉粥样硬化发生狭窄、阻塞导致供血不足时,在冠状动脉狭窄的近端和远端之间建立一条通道,使血液绕过狭窄部位而到达远端的手术。心脏搭桥手术是公认的治疗冠心病最有效的方法,可以改善心肌血液供应,达到缓解心绞痛症状、改善心功能、提高生活质量、延长寿命的目的。这项技术在1967年由阿根廷著名心脏病外科专家Rene Favaloro首次完成,它是世界上第一例利用大隐静脉的冠状动脉搭桥手术实现的,并确立了正中开胸、血管端侧吻合等技术细节。因发明和推广世界主动脉-冠状动脉搭桥技术,Rene Favaloro被誉为改变现代医学和革新心脏医学的世界杰出人物——"世界心脏搭桥手术之父"。多年来,在

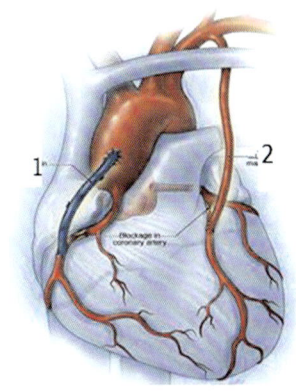

图21-15 心脏搭桥手术
1.隐静脉桥;2.乳内动脉桥

党的卫生政策方针指导下，我国冠脉搭桥技术得到了迅猛发展，取患者本身的血管，如大隐静脉、乳内动脉、胃网膜右动脉、桡动脉、腹壁下动脉等，将狭窄冠状动脉的远端和主动脉连接起来，让血液绕过狭窄的部分，到达缺血的部位，使数以万计的民众获得新生。

【实践作业】

1.实践项目　结合本项目内容谈一谈"三高"对心血管系统疾病的影响。

2.实践目的　培养科学预防和认识心血管系统疾病的知识，提升宣教实践能力。

3.实践方案

（1）深入社区，调查社区人群所患常见的心血管疾病。收集常见心血管疾病发病人群与"三高"的情况，分析三高与这些疾病的关系，写出书面资料。

（2）结合他们日常生活，分析这些患者"三高"产生的主要原因，进入社区开展"三高"预防的宣教演讲。

4.实践报道或学生总结

【实验绘图】

绘出风湿性心肌炎镜下结构，并标注相关结构名称。

（李　娜）

项目二十二 呼吸系统疾病

【导语】

真相只有一个,显微镜下斟酌,认真阅片定夺。

【实验目的】

1. 掌握大叶性肺炎和小叶性肺炎的病理变化、临床病理联系和临床表现上的不同。
2. 掌握慢性支气管炎、阻塞性肺气肿及肺心病的病理变化及其之间的关系。
3. 了解支气管扩张症的病理变化。
4. 熟悉硅沉着病的基本病理变化。
5. 具有与患者沟通的能力及防治呼吸系统疾病的宣教能力。

【实验器材】

1. 光学显微镜和数码互动系统
2. 大体标本和病理组织切片　呼吸系统疾病的大体标本和病理组织切片见表22-1。

表22-1　呼吸系统疾病的大体标本和病理组织切片

大体标本	病理组织切片
大叶性肺炎(灰色肝样变期)	大叶性肺炎(灰色肝样变期)
小叶性肺炎	小叶性肺炎
	间质性肺炎
慢性阻塞性肺气肿	慢性阻塞性肺气肿
支气管扩张症	慢性支气管炎
矽肺	矽肺

【实验内容与方法】

(一)标本观察方法

首先对大体标本要辨认是什么脏器和组织,呼吸系统由鼻、咽、喉、气管、支气管和肺组成。要注意观察胸膜有无附着物,支气管管壁结构有无改变,病变主要累及部位是支气管、血管、肺泡还是肺泡壁,如有渗出物,观察渗出物的性质、分布状态及肺泡结构有无破坏等。

对切片标本观察:①低倍镜观察:可以观察病变组织的全貌,首先要确定这是何种组织或何种器官;然后寻找病灶,确定病变性质、病变的分布情况,观察时上下左右扫视全片。②高倍镜观察:继低倍镜观察之后,为了进一步观察病变的微细结构或细胞的形态,则用高倍镜观察,以便做更深入细致的观察和分析;根据所观察到的病变,大体标本与病理切片应相互联系,综合分析,做出病理诊断。

(二)实验内容

1.大体标本

(1)大叶性肺炎(灰色肝样变期):病变肺叶肿胀明显,体积增大,切面干燥,呈灰白色,并有隆起的微细颗粒,质实如肝,相应病变部位的胸膜增厚且浑浊,表面可见灰白色纤维素性渗出物附着(图22-1)。

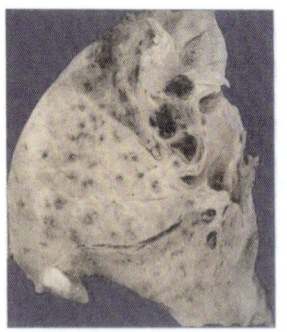

图 22-1　大叶性肺炎
灰色肝样变期

(2)小叶性肺炎:肺切面上散在分布多个大小不等、形状不规则的粟粒至米粒大小的灰黄色实质性病灶,一般直径在 1 cm 左右(相当于肺小叶范围),边界不清,病灶中央可见一细支气管(病灶多分布于细支气管周围),有的小病灶互相融合为大病灶。该病发生于下肺多见,肺门淋巴结常无明显肿大(图22-2)。

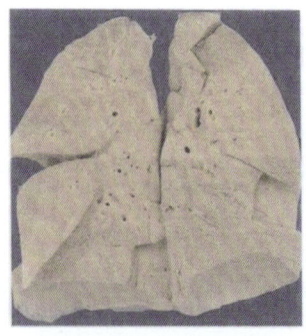

图 22-2　小叶性肺炎

(3) 慢性阻塞性肺气肿：肺组织表面粗糙，色灰白，失去弹性，呈弥漫性膨大，边缘钝圆，切面呈蜂窝状，这是因为肺泡腔内充满气体，肺泡扩张所致，靠近肺门处可见病灶，可形成肺大泡。因肺组织柔软而弹性差，压痕不易消退，可见肋骨压迹，支气管未见扩张（图22-3）。

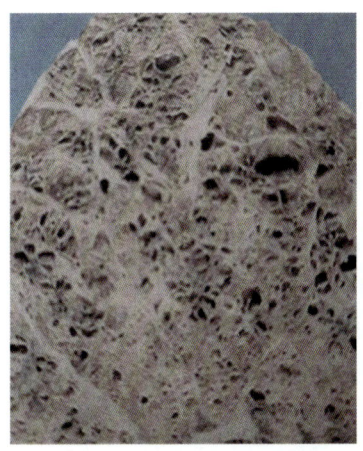

图 22-3 慢性阻塞性肺气肿

(4) 支气管扩张症：肺切面可见部分支气管管腔呈圆柱状、囊状或不规则状扩张，一直延伸到肺膜下，扩张的支气管腔内可见黄绿色的脓性渗出物（部分管腔内的脓性分泌物已流失），黏膜水肿，溃疡形成，管壁纤维化明显增厚，且厚薄不一，病变支气管及周围肺组织有较多灰色的纤维组织条索，部分扩张支气管周围的肺组织发生肺气肿（图22-4）。

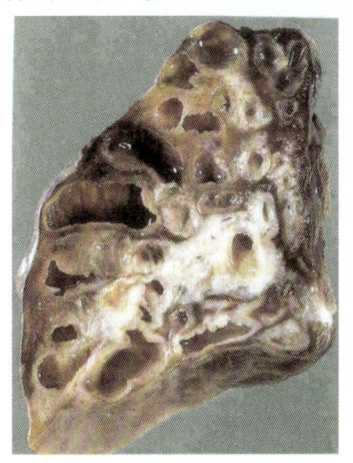

图 22-4 支气管扩张症

(5) 矽肺：肺组织坚实可竖立，胸膜增厚，肺表面及切面可见到散在粟粒大小、境界清楚的灰白色硅结节，触之有沙砾感，还可见大量黑色炭末沉积，结节布满全肺，并可融合成团块，肺门淋巴结可有同样病变。边缘肺组织蜂窝状结构明显，显示肺气肿表现。

2.病理组织切片

(1)大叶性肺炎(灰色肝样变期):①低倍镜观察:肺泡壁的轮廓隐约可见,肺泡腔扩张,大部分肺泡腔内充满炎性渗出物;②高倍镜观察:肺泡腔内充满大量中性粒细胞为主的炎细胞和纤维蛋白,以及少量的巨噬细胞(部分细胞的胞质中吞噬了棕黑色碳尘颗粒),部分区域可见纤维蛋白,经肺泡间孔相互连接,肺泡壁结构较清楚,肺泡壁内亦可见中性粒细胞浸润,毛细血管充血不明显,有的肺泡壁变薄(图22-5)。

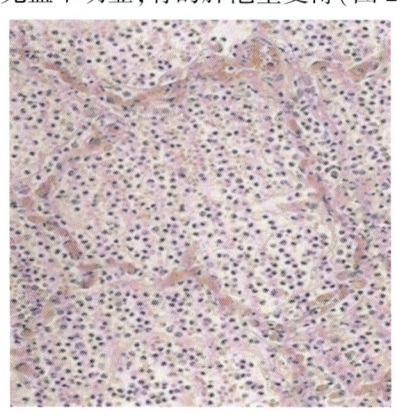

图 22-5　大叶性肺炎
灰色肝样变期

(2)小叶性肺炎:①低倍镜观察:肺组织内可见散在小灶性实变病灶,病灶中央见结构不完整的细支气管,部分病灶融合成范围较大的实变区。②高倍镜观察:病灶中央细支气管管壁部分平滑肌坏死消失,上皮细胞大部分坏死脱落,管腔和管壁内及其周围肺组织有大量以中性粒细胞为主的炎细胞浸润,部分肺泡结构破坏,病灶附近肺组织充血、炎性渗出,病灶间肺泡腔扩张(代偿性肺气肿)(图22-6)。

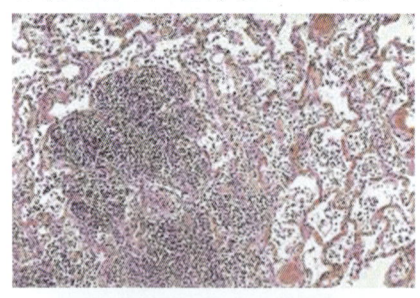

图 22-6　小叶性肺炎

(3)间质性肺炎:①低倍镜观察:肺泡间隔明显增宽,其内血管扩张充血,间质水肿,大量炎症细胞浸润。②高倍镜观察:肺泡壁和肺小叶间隔血管扩张充血,有较多的淋巴细胞、单核细胞等炎细胞浸润,肺泡壁明显增厚,肺泡腔内一般无渗出物或有少量浆液,严重时病变可以波及肺泡,甚至有透明膜形成,部分肺泡腔内可见少量的浆液、单核细胞渗出。病毒性肺炎属于临床常见的间质性肺炎,诊断的重要依据是肺上皮细胞核内或胞质内找到病毒包涵体(图22-7)。

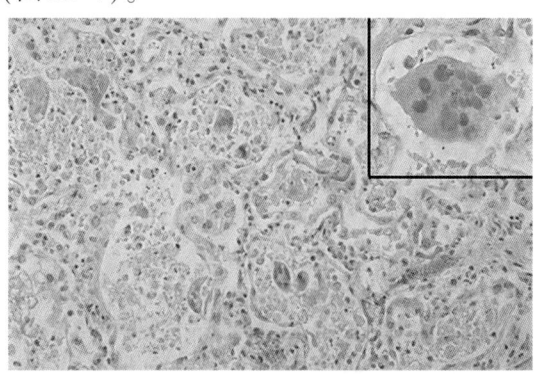

图22-7　病毒性肺炎

(4)慢性阻塞性肺气肿:①低倍镜观察:肺泡管、肺泡囊及肺泡腔呈弥漫性、囊状扩张,细小支气管壁增厚,有慢性炎症改变。②高倍镜观察:重点观察肺泡和肺泡间隔的变化,肺泡明显扩张,间隔变窄断裂,扩张的肺泡融合,形成较大的含气囊腔,肺泡壁毛细血管受压且数量减少,肺小动脉内膜纤维性增厚,细小支气管壁有淋巴细胞、单核细胞浸润(图22-8)。

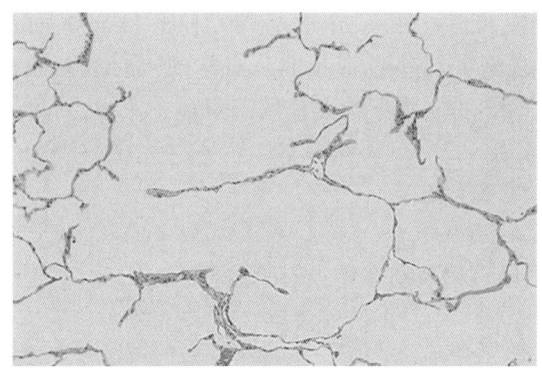

图22-8　慢性阻塞性肺气肿

(5)慢性支气管炎:①低倍镜观察:肺组织基本结构尚存,细小支气管内可见分泌物潴留,管壁中深蓝染的为透明软骨。②高倍镜观察:支气管黏膜上皮脱落,部分区域可见鳞状上皮化生,纤毛柱状上皮细胞有不同程度损坏,纤毛变短、参差不齐或稀疏脱落,黏膜上皮杯状细胞增多,固有层内黏液腺肥大增生,增生肥大的腺体分泌机能亢进,黏液分泌量增多,因此患者每日痰量增多,支气管壁炎性充血、水肿,大量淋巴细胞、单核细胞浸润,管壁各层可见纤维组织增生,管壁平滑肌断裂、萎缩,软骨萎缩、钙化。

(6)硅沉着病:①低倍镜观察:肺组织中散在分布多个大小不等的硅结节,结节间肺组织肺泡壁增厚。②高倍镜观察:多数硅结节中央玻璃样变,形成均质红染玻璃样结节,周围是呈同心圆状排列的大量胶原纤维,有时可见到残留的小血管,结节边缘有较多巨噬细胞、成纤维细胞、纤维细胞和淋巴细胞浸润,并可见黑色粉尘颗粒沉着,结节间肺组织肺泡间隔内纤维增生,肺小动脉管壁增厚(图 22-9)。

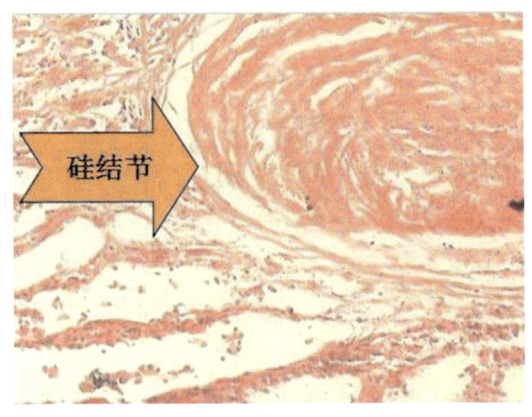

图 22-9 硅沉着病

【病例讨论】

患者,男性,27 岁,未婚,淋雨后出现寒战、高热、咳嗽、咳铁锈色痰 3 天。入院查体:体温 39.0 ℃,脉搏 95 次/分钟,呼吸 27 次/分钟,血压 119/71 mmHg。右侧胸部语颤减弱,叩诊呈浊音,听诊右侧肺部呼吸音减弱。血常规:白细胞 $16.8×10^9$/L,中性粒细胞 79%。胸部 X 射线片显示:右侧肺下叶大片致密阴影。

请分析讨论:
1.该病人的初步诊断是什么?
2.诊断依据是什么?
3.该疾病的病理发展过程及病变特点有哪些?

【知识拓展】

呼吸内科新技术——介入治疗

介入治疗是现今临床常用的一项治疗技术,与传统手术相比,它有创伤小、出血少、恢复快等显而易见的特点,越来越受到医患双方的认可。近年来,在党的卫生方针政策的指导下,新的介入诊治技术和方法不断推出,使得呼吸系统疾病的诊疗水平迈上了一个新台阶。如气管镜下氩气刀介入治疗、冷冻治疗、球囊扩张支架植入治疗气道狭窄、气管支气管良恶性肿瘤的切除治疗、气管支气管异物取出等高精尖治疗手段,有效率在 90%以上。介入治疗避免了良性疾病开胸手术的痛苦,如良性病变所致的气道狭窄、肺不张、气管切开术后气管息肉等。对于气管结核以及其他良性狭窄,通过气管内灌药、球囊扩张、支架置入以及冷冻、电刀灼烧等综合手段取得良好疗效,避免患者致残,同时也提高了患者的生活质量。

【实践作业】

1.实践项目　从了解呼吸系统疾病的病因,进而真正理解并掌握呼吸系统疾病的防治。

2.实践目的　培养科学预防呼吸系统疾病的意识,提升宣教实践能力。

3.实践方案

(1)深入社区,收集呼吸系统疾病发病人群,写出书面资料。

(2)组织班会进行宣教演讲。

4.实践报道或学生总结

【实验绘图】

绘出大叶性肺炎镜下结构简图,并标注相关结构名称。

(孙天然)

项目二十三 消化系统疾病

【导语】

心身失调胃病生,幽门(螺)杆菌是元凶。
HBV致乙肝,肝脏细胞可变性。
全民树立预防观,保我民众得平安!

【实验目的】

1. 掌握消化性溃疡的发病部位和病理形态特点,病毒性肝炎、门脉性肝硬化以及原发性肝癌的病理形态特点和临床病理联系。
2. 熟悉食管癌、胃癌、大肠癌及原发性肝癌的形态特点及其组织学类型。
3. 了解消化性溃疡病、消化系统肿瘤的病因及发病机理。
4. 熟练操作显微镜观察各种标本切片,并具有绘出和描述病变能力。

【实验器材】

1. 光学显微镜和数码互动系统
2. 大体标本和病理组织切片　消化系统疾病的大体标本和病理组织切片见表23-1。

表23-1　消化系统疾病的大体标本和病理组织切片

大体标本	病理组织切片
胃溃疡病	胃溃疡病
门脉性肝硬化	急性病毒性肝炎
急性重型病毒性肝炎	门脉性肝硬化
坏死后性肝硬化	坏死后性肝硬化
肝硬化合并巨块型肝癌	肝细胞癌
肝硬化合并多结节性肝癌	结肠黏液腺癌
溃疡型食管癌(见肿瘤实验一)	
溃疡型胃癌	
浸润型结肠直癌	
隆起息肉性结肠癌	

【实验内容与方法】

(一) 大体标本

1. 胃溃疡病 胃底处黏膜面可见一圆形溃疡病灶,溃疡较深,直径小于1 cm,边缘光滑整齐,底部和边缘有灰黄色渗出物,周边黏膜萎缩变薄,有点状出血区域,圆形溃疡周边部位有黏膜皱襞自溃疡向四周呈放射状排列,切面溃疡可深达黏膜下层、肌层或浆膜,底部可见灰白的瘢痕组织(图23-1)。

2. 门脉性肝硬化 肝脏整体缩小,表面以及切面可见大小比较一致的小结节,结节呈黄褐色,有的结节被周围的纤维组织包绕,纤维间隔多呈灰白色(图23-2)。

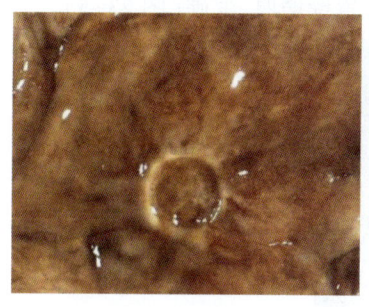

图23-1 胃溃疡病

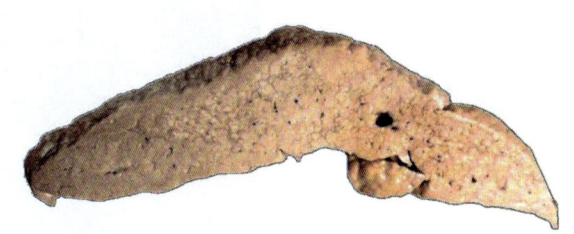

图23-2 门脉性肝硬化

3. 急性重型病毒肝炎 肝脏体积明显缩小,尤其是左叶比较明显,一般减少700 g左右。质地柔软,肝脏表面被膜皱缩。肝脏大面积地变性、坏死,有些区域有散在的出血灶,肝脏表面及切面呈现黄色或者红褐色,有些呈现不同规则的红黄相间的斑纹状,肝脏结构模糊不清。

4. 坏死后性肝硬化 肝脏体积明显缩小,质地变硬,肝脏的形态轮廓改变,并且表面及切面有大小不等的结节,大者直径可达1 cm,小者如黄豆大小,结节周围为增生的灰白色纤维组织包绕,且厚薄不均,多数间隔较厚。

5. 肝硬化合并巨块型肝癌 肝脏表面有灰白灰黑色的巨块从表面隆起,切面有巨大的肿块,呈现灰红色和灰黄色(出血坏死明显),巨块与周围组织的分界清楚,瘤体周边常有散在的卫星状结节(图23-3)。

6. 肝硬化合并多结节性肝癌 肝脏体积增大并且肝脏表面凹凸不平,切面散在分布着多量大小不等的结节,灰白色或者灰黄色,部分结节质松易碎,可见黑红色的出血区域,结节之间可见肝组织的肝硬化现象(图23-4)。

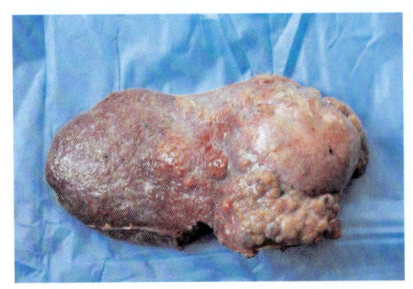
图23-3　肝硬化合并巨块型肝癌

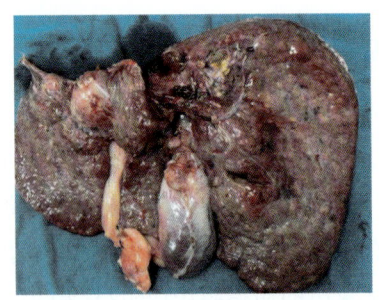
图23-4　肝硬化合并多结节性肝癌

7.溃疡型胃癌　胃黏膜表面有巨大溃疡;形状不规则,边缘隆起呈现围堤状,底部粗糙,周围黏膜皱襞中断,癌组织向溃疡周围组织浸润,使胃壁增厚,变硬(图23-5)。

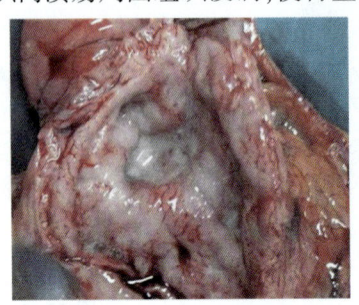
图23-5　溃疡型胃癌

(二)病理组织切片

1.胃溃疡病　肉眼观察胃溃疡病理切片中央处有一缺损,即溃疡所在位置。低倍镜下见胃黏膜有部分缺损形成溃疡,初步辨认是溃疡底部各层。高倍镜下溃疡所在部位有炎症细胞以及纤维蛋白,并伴有坏死组织,坏死组织经 HE 染色后,呈现为片状紫蓝色淡染区,结构模糊(图23-6)。

2.急性病毒性肝炎　低倍镜下可见肝小叶的结构未被破坏,多数肝细胞胞浆疏松,肝细胞索紊乱,肝窦不明显。高倍镜下可见肝细胞体积普遍增大,胞质疏松呈网状结构,部分肝细胞高度肿胀,体积可达正常肝细胞的 2~3 倍,呈圆球形,胞质空亮(气球样变),少数肝细胞体积缩小,胞质浓缩,均匀致密,染深红色,胞核亦浓缩(嗜酸性小体),并伴有炎症细胞浸润(图23-7)。

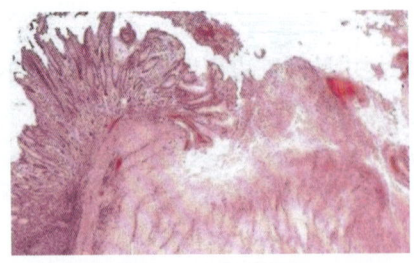
图23-6　胃溃疡病

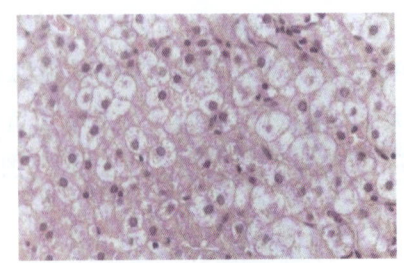
图23-7　病毒性肝炎

3.门脉性肝硬化　低倍镜下可见肝脏肝小叶正常结构被破坏,出现大小不等的假小叶。假小叶的特点为中央静脉偏位,有的缺如或有两个以上中央静脉,假小叶内肝细胞排列紊乱,假小叶内肝细胞可见不同程度的变性及新生肝细胞团块,在假小叶周围可见增生的纤维结缔组织,并且可见汇管区、小胆管的增生(图23-8)。

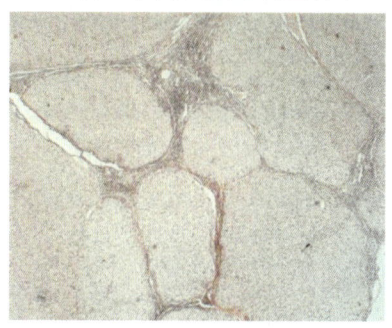

图23-8　门脉性肝硬化

4.坏死后性肝硬化　正常肝小叶结构破坏,形成假小叶,假小叶形态大小不一,假小叶内的肝细胞有不同程度的变性、坏死和胆色素沉积,纤维间隔较宽,厚薄不均,其内可见炎细胞浸润及小胆管增生。

5.肝细胞癌　低倍镜下可见标本有大小不等、形状不规则的细胞团块,癌细胞排列不规则,有的呈现条索状,有的呈现团块状,常连接成网,癌细胞索间可见血窦。高倍镜下癌细胞多角形,大小不一,胞浆嗜碱性,核大深染,单核、双核或多核,核分裂现象常见。有时可见瘤巨细胞。有的癌组织大片坏死(图23-9)。

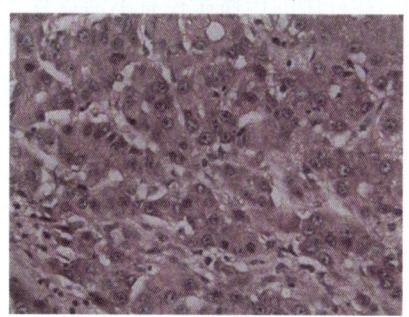

图23-9　肝细胞癌

【病例讨论】

病例摘要:患者,男,30岁,文职人员。因反复厌油,纳差,乏力三年,加重伴黄疸一周入院。三年前因反复厌油,纳差,乏力,黄疸和肝功能异常,住院治疗一个月后症状消失,肝功能恢复正常出院。一年后因过度劳累,上述症状复发并加重,住院两个月后好转,一个月前又因过度劳累,病情再次加重住院。体格检查:皮肤、巩膜深度黄染,面部和胸前皮肤可见数个蜘蛛痣。心肺(-)。腹隆起,肝肋下刚触及,剑下1 cm,质硬。脾肋下刚扪及。移动性浊音(+)。肝功:总胆红素 545 μmol/L(正常 1.7~17 μmol/L),清蛋白 27.0 g/L、球蛋白 30.6 g/L,TT 13 μ(正常 0~6 μ)。HBsAg(+)。入院后经各种治疗病情无好转后进入昏迷,两天前呕吐咖啡色液体,抢救无效死亡。

病理学检查:全身皮肤、巩膜及各脏器深度黄染。腹水 2 000 mL,胸水 800 mL,均为黄色清亮液体。肝重 1 000 g,质硬,表面及切面呈灰绿色,满布均匀一致的绿豆大结节。镜下:正常肝小叶结构消失,代之结缔组织包绕的肝细胞团。其中肝细胞广泛气球样变及坏死。汇管区及肝实质内有多量淋巴细胞、浆细胞浸润。胆管及结缔组增生。肝细胞及胆管淤胆。脾重 310 g,质硬。胃肠腔内有咖啡色液,黏膜水肿,点状出血。双肺均见散在灶性病灶。肺泡内有浆液及嗜中性粒细胞浸润。脑重 1 550 g,充血水肿明显。

请分析讨论:
1.患者所属疾病及诊断依据。
2.该患者的死亡原因。

【知识拓展】

幽门螺杆菌——胃癌的帮凶

幽门螺杆菌是一种螺旋形、微厌氧、对生长条件非常苛刻的细菌,它是已知能够在人胃中生存的唯一微生物种类,生于胃部及十二指肠的各个区域内,会引起胃黏膜慢性炎症,导致胃及十二指肠溃疡和胃癌。因此,它被世界卫生组织国际癌症研究机构列为一类致癌物。在我国,幽门螺杆菌的感染率可达 60%,在个别地区,感染率可达 80%,因此幽门螺旋杆菌的防治已迫在眉睫。幽门螺杆菌的传播途径有不洁饮食、共餐传播、口口传播、粪口传播等。根据其传播特点,为有效避免幽门螺杆菌的交叉传染,在日常生活中每个人都应该养成良好的生活习惯,饭前便后洗手,共餐时使用公筷,不要口对口喂食等。

【实践作业】

1.实践项目 从肝硬化、肝癌的病因谈肝脏疾病的防治。
2.实践目的 培养科学预防肝脏疾病的意识,提升宣教实践能力。
3.实践方案
(1)深入社区,收集肝脏发病人群有关信息,写出书面资料。
(2)组织班会进行宣教演讲。
4.实践报道或学生总结

【实验绘图】

绘出假小叶镜下结构简图,并标注相关结构名称。

(孙彦宜)

项目二十四 泌尿系统疾病

【导语】

条条小管弯又长,始端连着肾小囊。
囊中包着肾小球,血流畅洋滤过忙。
滤过屏障若损坏,尿质尿量显异常。

【目的要求】

1.掌握急性弥漫性增生性肾小球肾炎、慢性肾小球肾炎和慢性肾盂肾炎的病变特点。
2.熟悉其他各型肾小球肾炎、IgA 肾病的病变特点。
3.了解各型肾小球肾炎的临床病理联系、肾癌和膀胱癌的病变特点及组织学类型。
4.熟练应用所学的病理学知识初步诊断常见的肾小球肾炎。
5.具有利用肾小球肾炎的病理变化来解释其临床表现的能力。

【实验器材】

1.光学显微镜和数码互动系统
2.大体标本和病理组织切片　泌尿系统疾病的大体标本和病理组织切片见表24-1。

表24-1　泌尿系统疾病的大体标本和病理组织切片

大体标本	病理组织切片
急性弥漫性增生性肾小球肾炎	急性弥漫性增生性肾小球肾炎
	新月体性肾小球肾炎
慢性肾小球肾炎	轻微病变性肾小球肾炎
	局灶性节段性肾小球硬化
	慢性肾小球肾炎
慢性肾盂肾炎	慢性肾盂肾炎
肾细胞癌	肾细胞癌
膀胱移行细胞癌	

【实验内容与方法】

(一)标本观察方法

1.大体标本观察

(1)外观检查:肾脏有无萎缩或肥大,重量是否变化,有无形状上的异常,表面是否平滑,有无凹陷或呈颗粒状,静脉的扩张程度。颜色是否改变,硬度变化,被膜剥离难易有无限局性灶,病灶大小和形状。

(2)切面检查:颜色、光泽、皮质髓质厚度及形态是否异常,肾盂内腔大小、黏膜及内容物情况,血管有无硬化及其他改变等。

正常成人肾脏:大小 10.5 cm×4.5 cm×3.3 cm,约重 120 g,颜色为红褐色,表面平滑,硬度如鼻尖,被膜易剥离。切面略有光泽,皮质厚度正常 6~7 mm。

2.病理组织切片观察

(1)肾小球:大小、数量变化,血管球细胞核数量变化及其他异常。

(2)肾小囊:囊腔内有无异物、囊壁有无肥厚及上皮细胞有无增多等。

(3)肾小管:管腔的大小及其管壁厚度有无异常,有无红细胞、白细胞或管型等内容物,上皮细胞有无变性及坏死。

(4)血管:弓形动脉、小叶间动脉、细动脉(入球动脉)等有无硬化或血栓形成等。

(5)间质:有无增殖、细胞浸润、血管的状态。

(二)实验内容

1.大体标本

(1)急性弥漫性增生性肾小球肾炎:表面可见肾体积轻中度增大,包膜紧张,表面光滑,灰白或淡红色(新鲜时应呈红色);切面可见皮质增厚,皮髓分界清楚,表面或切面可见粟米大出血点,称大红肾或蚤咬肾(图 24-1)。

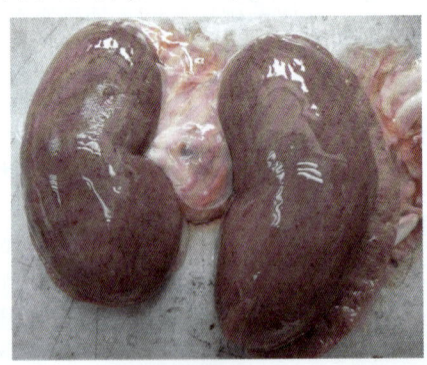

图 24-1 急性弥漫性增生性肾小球肾炎

(2)新月体性肾小球肾炎:肾体积肿大,颜色苍白,表面光滑,但皮质表面常有点状出血,切面见皮质增厚,结构较模糊。

(3)慢性硬化性肾小球肾炎:肾体积明显缩小,色苍白,质地坚实,表面呈弥散的大小较一致的细颗粒状,称颗粒状固缩肾。切面肾皮质薄,纹理模糊,皮髓质分界不清。包膜与皮质粘连,不易剥离(图24-2)。

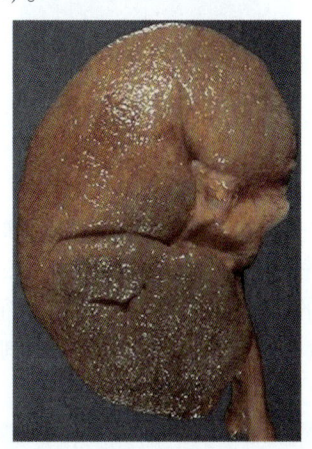

图24-2 慢性硬化性肾小球肾炎

(4)膜性肾小球肾炎:肾体积肿大,颜色苍白,呈"大白肾"状态,切面见皮质增宽,结构较模糊。

(5)慢性肾盂肾炎:肾体积缩小,包膜粘连,表面高低不平,有浅而不规则形凹陷区(瘢痕收缩所致),典型的呈土豆状或马鞍状,切面见凹陷处肾组织变薄,皮髓质分界及条纹不清,肾盂黏膜粗糙变厚,因瘢痕收缩而变形。注意和颗粒固缩肾比较。

(6)肾癌:肾体积增大,切面见其上级有一圆形肿物,呈红、黄、灰白相间的多种色彩。肿瘤组织与周围肾组织分界明显。试考虑肿瘤组织的多彩状图像反映何种镜下结构。

(7)膀胱乳头状移行细胞癌:膀胱黏膜面见菜花状或乳头状突起,其基底部较宽。瘤组织切面灰白色,侵及膀胱壁。

2.病理组织切片

(1)急性弥漫性增生性肾小球肾炎:低倍镜观察:肾小球体积增大,细胞数目增多,肾球囊变窄。高倍镜观察:①肾小球病变广泛,肾小球体积增大,细胞数目增多,系膜细胞、毛细血管内皮细胞不同程度增生,伴中性粒细胞、单核巨噬细胞浸润,毛细血管腔狭小甚至闭塞,肾球囊变窄;②肾小管上皮细胞可有水变性、脂肪变性或玻璃样变,管腔内可见蛋白管型、细胞管型;③间质血管高度扩张充血、水肿及少量炎症细胞浸润(图24-3)。

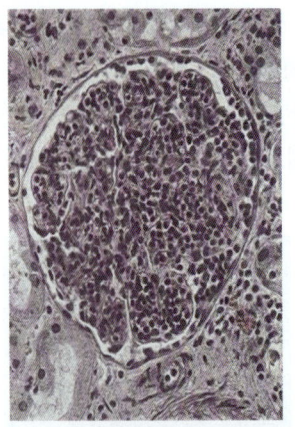

图 24-3　急性弥漫性增生性肾小球肾炎

(2)新月体性肾小球肾炎:镜下可见肾小球病变弥散分布。以肾球囊壁层上皮细胞增生及巨噬细胞浸润形成典型的"新月体"为主要形态特征。部分肾小球纤维化,玻璃样变。肾曲管上皮细胞肿胀,颗粒变性,管腔内现伊红色透明管型。肾间质血管扩张,水肿及炎症细胞浸润(图 24-4)。

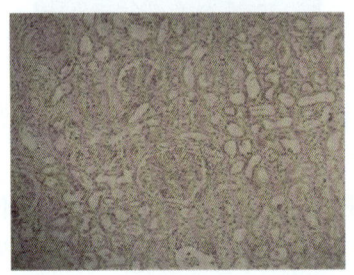

图 24-4　新月体性肾小球肾炎

(3)慢性硬化性肾小球肾炎:镜下可见大量肾小球已完全纤维化或玻璃样变,呈伊红色无结构球形结构,周围相应肾小管萎缩消失,玻璃样变的肾小球相对集中,靠拢,所占区域缩小。间质纤维组织增生,其中淋巴细胞浸润。残存的肾单位代偿性肥大扩张,所占区域扩大。部分肾小管管腔内有透明蛋白管型或颗粒管型,间质纤维组织增生,小动脉管腔变小,管壁增厚,内膜纤维化(图 24-5)。

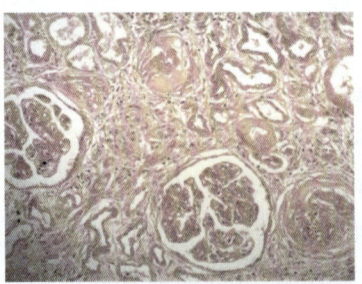

图 24-5　慢性硬化性肾小球肾炎

(4)膜性肾小球肾炎:镜下可见肾小球体积增大,毛细血管基底膜明显增厚,无细胞增生和渗出,可致毛细血管狭窄。

(5)急性肾盂肾炎:镜下可见肾盂、肾盏黏膜高度增生,部分坏死脱落。可见中性粒细胞浸润。肾间质血管扩张充血,中性粒细胞浸润,伴脓肿形成。肾小管管腔内充满中性粒细胞,部分呈白细胞管型。肾间质血管扩张充血,中性白细胞浸润。

(6)慢性肾盂肾炎:镜下可见肾组织内病灶分布不均,病变区肾小球纤维化或玻璃样变,邻近肾小管萎缩消失,纤维组织增生伴灶性炎症细胞浸润,部分肾小球囊壁增厚纤维化(球囊周围纤维化)。而毛细血管襻相对正常,残余肾小管多数发生代偿性扩张,上皮扁平,管腔内充满伊红色、均匀的蛋白管型(状似甲状腺滤泡结构)。间质纤维组织增生,淋巴细胞和浆细胞浸润,残余完好的肾单位发生代偿性肥大,细小动脉管壁增厚,纤维化。

(7)肾癌:镜下可见癌细胞排列成腺管状或弥散分布。癌细胞大致可分为透明细胞和颗粒细胞两种类型。①透明细胞最多见,细胞体积大,多边形,轮廓清楚。胞浆空泡状或完全透明,具有一小而深染的核,圆形,位于细胞的边缘或中央,称肾透明细胞癌。②颗粒细胞一般较透明细胞小,呈立方形或多边形,轮廓鲜明,胞浆细颗粒状,核圆形或卵圆形淡染。间质血管扩张,部分区域有出血。

(8)膀胱移行细胞癌(尿路上皮癌):镜下可见膀胱移行上皮乳头状增生,细胞层数明显增多,排列紊乱,极性消失,细胞大小不一,核增大,染色较深,尚见到少数核分裂象。

【知识拓展】

人工肾

血液透析俗称"人工肾",是一种替代肾脏功能的装置,包括血液透析机、血滤机、血液灌流器和腹膜透析管等,它将血液引出体外,利用透析、过滤、吸附、膜分离等原理排除体内过剩的含氮化合物、新陈代谢产物或逾量药物等,并从透析液中吸收机体缺乏的电解质及碱基,然后再将净化的血液引回体内,调节酸碱和电解质平衡。它主要用于治疗肾功能衰竭和尿毒症,目前已逐步扩大到免疫性疾病的治疗领域。人工肾的主要技术:①血液透析。②血液滤过。③血浆置换,免疫吸附,血液灌流。④腹膜透析。近些年来,在党的卫生方针指导下,人工肾目前已被临床广泛使用,拯救了数以万计的肾功能衰竭和尿毒症患者,提高了患者的生存质量,延长了患者的寿命。

【病例讨论】

男性,9岁,浮肿、血尿10天,进行性少尿8天。患儿10天前晨起发现双眼睑浮肿,尿色发红。8天前尿色变浅,但尿量进行性减少,每日130~150 mL,化验血肌酐498.6 μmol/L,患儿两月来有咽部不适,无用药史,患病以来精神食欲稍差,大便正常,睡眠可。既往曾患"气管炎、咽炎",无肾病史。查体:精神差,眼睑浮肿,咽稍充血,扁桃体Ⅰ°-Ⅱ°肿大,未见脓性分泌物,黏膜无出血点。双下肢可见凹性水肿。化验:尿蛋白(++),红细胞10~12个/高倍,白细胞1~4个/高倍,比重1.010,24小时尿蛋白定量2.2 g。

请分析讨论:

1.诊断是什么?

2.其诊断依据有哪些?

3.肾脏可能的病理变化有哪些?

【实践作业】

1.实践项目　调查分析肾盂肾炎的影响因素。

2.实践目的　在实践中促使学生理论和实践相结合,加深知识理解,提高分析问题、解决问题的能力。

3.实践方案

(1)深入医院门诊部,调查泌尿科肾盂肾炎就诊患者的年龄、性别、籍贯、职业、患病情况。

(2)查阅文献资料,对肾盂肾炎的病因、病理变化及机制进行全面了解,重点分析影响因素及其作用。

4.实践报道或学生总结

【实验绘图】

绘出慢性肾小球肾炎的镜下结构,并标注相关结构名称。

(张海林)

项目二十五

女性生殖系统与乳腺疾病

【导语】

她是我们曾住过的世上最贵的房子,她为我们生长发育提供了丰富的沃土;守护她的岸口是我们的职责,防治癌前病变不可忽视。

【实验目的】

1. 掌握慢性子宫颈炎和乳腺腺病的形态特点。
2. 熟悉子宫颈上皮内瘤变的病变特点并知其临床意义。
3. 了解子宫内膜增生症大体变化及镜下改变。

【实验器材】

1. 光学显微镜和数码互动系统
2. 大体标本和病理组织切片　生殖系统与乳腺疾病的大体标本和病理组织切片见表25-1。

表25-1　生殖系统与乳腺疾病的大体标本和病理组织切片

大体标本	病理组织切片
子宫颈炎	子宫颈炎
子宫颈上皮内瘤变	子宫颈上皮内瘤变
子宫内膜增生症	子宫内膜增生症
乳腺腺病	乳腺腺病

【实验内容与方法】

一、实验内容

1. 大体标本

(1) 慢性子宫颈炎:肉眼观子宫颈外口呈糜烂状、鲜红色,触之易出血。长期慢性炎症刺激可形成子宫颈息肉、子宫颈囊肿和子宫颈肥大。

(2)子宫内膜增生症:肉眼观子宫内膜弥漫性或局灶性增厚,可达 10 mm 以上,表面光滑、质地柔软,有时局限性增生可呈息肉状(图25-1)。

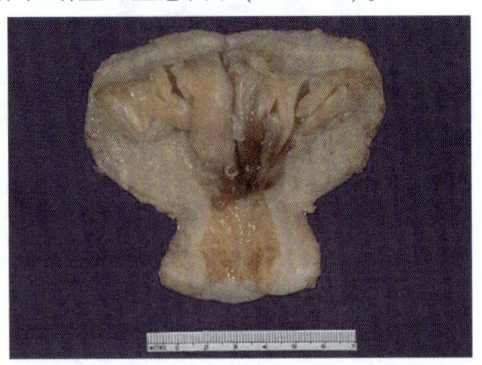

图 25-1　子宫内膜增生症大体观

(3)乳腺增生症:①乳腺纤维囊性变:肉眼观常为双侧,多灶小结节性分布,边界不清,囊肿大小不一、多少不等。相互聚集的囊肿和增生的间质纤维组织相互交错,形成斑驳不一的外观。②硬化性腺病:肉眼观灰白质硬,与周围乳腺界限不清。

2.病理组织切片

(1)慢性子宫颈炎:镜下观子宫颈黏膜毛细血管充血,间质水肿,内有大量淋巴细胞、浆细胞和单核细胞等慢性炎细胞浸润。子宫颈柱状上皮及腺体增生,可伴鳞状上皮化生,有时可见腺体内黏液潴留,形成子宫颈腺体囊肿。

(2)子宫颈上皮内瘤变(CIN):镜下观细胞大小形态不一,核增大深染,核质比例增大,核分裂象增多,细胞极性紊乱。CIN Ⅰ异型性细胞局限于上皮的下 1/3;CIN Ⅱ异型性细胞累及上皮层的下 1/3 至 2/3;CIN Ⅲ级,增生的异型性细胞超过全层的 2/3,但还未累及上皮全层或增生的异型性细胞累及上皮全层(图25-2)。

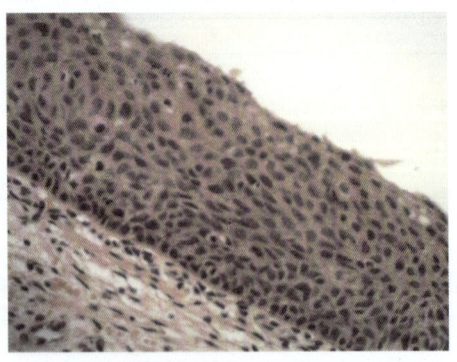

图 25-2　增生的异型性细胞累及上皮全层

(3)子宫内膜增生症:镜下基于腺体的分化程度分为三种类型,单纯性增生(图 25-3A)、复杂性增生(图 25-3B)和非典型增生(图 25-3C)。

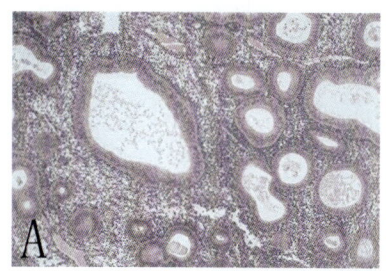
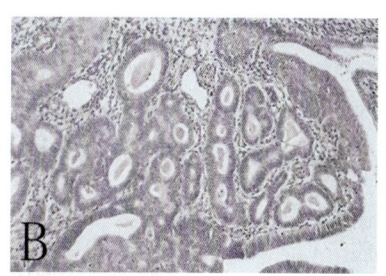
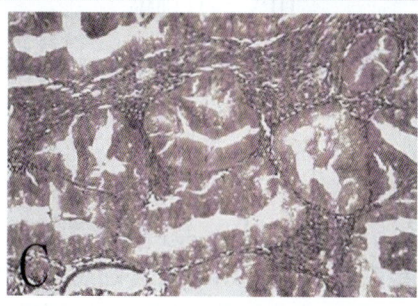

图25-3 子宫内膜增生症(镜下观)
A 无排卵或"紊乱"的增殖期子宫内膜,含有扩张的腺体;
B 无非典型性复杂性子宫内膜增生,特征为巢状、紧密拥挤的腺体;
C 非典型性复杂性子宫内膜增生,腺体拥挤伴细胞异型性。

(4)乳腺增生症:①乳腺纤维囊性变:镜下观非增生性纤维囊性变囊肿被覆柱状或立方上皮,但多数为扁平上皮,有时上皮完全缺如,仅见纤维性囊壁。增生性纤维囊性变除了囊肿形成和间质纤维增生外,可见末梢导管和腺泡上皮的增生。②硬化性腺病:镜下观乳腺小叶腺泡数目增加,小叶体积增大,轮廓尚存。小叶内显著纤维化、肌上皮细胞增生,病灶周围的腺泡扩张。

【病例讨论】

患者,女,38岁,职员。主诉:接触性阴道出血2个月,发现宫颈病变11天。

现病史:LMP:2019-07-07,2个月前无明显诱因出现同房后阴道出血,量少,鲜红色,伴腰酸,无腹痛,无阴道排液等不适。

2个月前行宫颈排癌筛查,HPV:16、58、82型阳性;TCT示:炎症反应性细胞改变(中度炎症)。11天前至医院行阴道镜下活检,病理回示(宫颈):黏膜慢性上皮内病变(HSIL/CIN Ⅲ级);(宫颈管):黏液及炎症渗出内夹杂少许黏液性柱状上皮及鳞状上皮,局部游离上皮示高级别上皮内瘤变(CIN Ⅱ级),未治疗。现轻微腹痛,伴少量阴道出血,色暗,无头晕、乏力、尿频、尿急等症状。

妇科检查:外阴:发育正常,阴毛呈女性分布;阴道:畅,容二指,有少量暗红色分泌物;宫颈:肥大,质中,无宫颈举痛及摇摆痛;触血:阴性;宫体:前位,大小正常,活动度可,质中,无压痛;附件:双附件区未扪及明显异常。

请分析讨论：

1. 本病的病理诊断是什么？疾病的发生发展过程及其相互关系是什么？
2. 如何预防疾病？
3. 结合理论所学，患者应如何做到精准治疗？

【知识拓展】

HPV 与宫颈癌

子宫颈上皮内瘤变被视为宫颈癌的癌前病变，通过宫颈细胞学、高危型人乳头瘤病毒或阴道镜等方法筛查子宫颈上皮内瘤变，及时发现治疗高级别病变是预防子宫颈癌行之有效的措施。提到高危型人乳头瘤病毒，即 HPV，不得不说一个人，诺贝尔生理学医学奖获得者——哈拉尔德·楚尔·豪森，他穷其一生追寻 HPV 与宫颈癌的相关性，并证实高危型人乳头瘤病毒是宫颈癌的元凶。HPV 与宫颈癌因果关系的揭示在宫颈癌的防治历史上具有划时代的意义，至少带来了两项巨变：宫颈癌筛查策略的改变和 HPV 疫苗的诞生。这两项巨变使宫颈癌的预防成为可能，显著降低了宫颈癌的发病率和死亡率。

【实践作业】

1. 实践项目　从子宫颈上皮内瘤变的发生发展谈宫颈癌的预防。
2. 实践目的　培养科学预防宫颈癌的意识，提升宣教实践能力。
3. 实践方案

(1) 深入社区，收集子宫颈上皮内瘤变发病人群有关信息，写出书面资料。

(2) 组织班会进行宣教演讲。

4. 实践报道或学生总结

【实验绘图】

绘出子宫颈上皮肉瘤变Ⅲ级的镜下结构，并标注相关结构名称。

（肖亚利）

项目二十六 内分泌系统疾病

【导语】

激素属一特殊物,腺体产生血运输。
影响人体各方面,唤起人体多功能。
过多过少都不利,分析判断得分明。

【实验目的】

1.掌握非毒性甲状腺肿和毒性甲状腺肿的病变特点及临床表现。
2.熟悉非毒性甲状腺肿的病理变化。
3.了解毒性甲状腺肿和非毒性甲状腺肿的区别。
4.熟练操作显微镜观察各种标本切片。
5.具有绘出和描述病变的能力。

【实验器材】

1.光学显微镜和数码互动系统
2.大体标本和病理组织切片　内分泌系统疾病的大体标本和病理切片见表26-1。

表26-1　内分泌系统疾病的大体标本和病理切片

大体标本	病理组织切片
弥漫性非毒性甲状腺肿	弥漫性非毒性甲状腺肿
弥漫性毒性甲状腺肿	弥漫性毒性甲状腺肿

【实验内容与方法】

(一)大体标本

1.弥漫性非毒性甲状腺肿　甲状腺呈现不对称性结节状肿大,结节的形态大小不一,且常无完整包膜,切面内有出血、坏死、囊性变、钙化和瘢痕形成(图26-1)。

2.弥漫性毒性甲状腺肿 病变甲状腺弥漫性对称性增大,表面光滑血管充血,质较软,胶质少,无结节,质实如肌肉样(图26-2)。

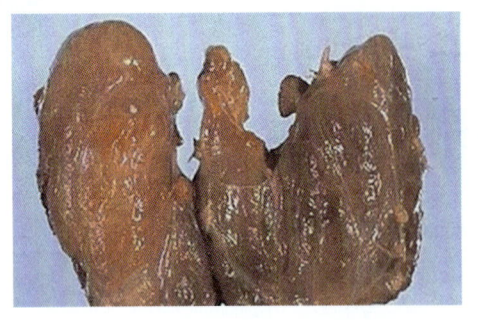
图26-1 弥漫性非毒性甲状腺肿

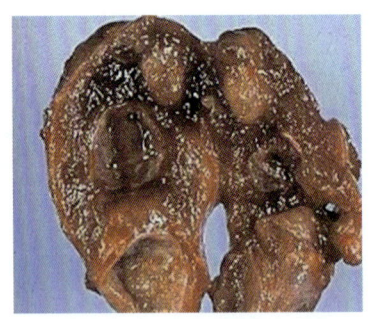
图26-2 弥漫性毒性甲状腺肿

(二)病理组织切片

1.弥漫性非毒性甲状腺肿 低倍镜观察:滤泡较正常大,胶质增多。另外还有少数滤泡小,缺少胶质,上皮细胞增生、肥大,未见明显包膜。高倍镜观察:上皮细胞受压变扁平,偶见乳头状增生(图26-3)。

2.弥漫性毒性甲状腺肿 低倍镜观察:间质血管丰富、充血、淋巴细胞增生。高倍镜观察:滤泡上皮细胞增生呈高柱状,有的呈乳头状增生,并有小滤泡形成,滤泡腔内胶质稀薄,周边有大小不一的吸收空泡(图26-4)。

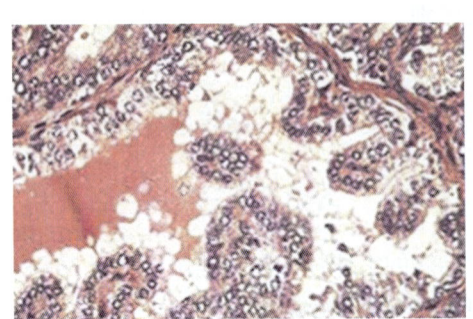
图26-3 弥漫性非毒性甲状腺肿(镜下观)

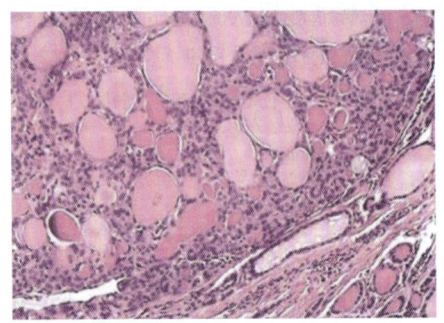
图26-4 弥漫性毒性甲状腺肿(镜下观)

【病例讨论】

患者,女,32岁。浑身无力、易怒近两年,两年来患者的食量增加,但软弱无力,逐渐消瘦,实感心悸,性格急躁,近半年来上述症状日渐加重。体格检查:双眼球微突,双手震颤,甲状腺弥漫性肿大,可闻及血管杂音,心率加快,基础代谢率显著增加。

请分析讨论:

1.该患者的诊断是什么,有何诊断依据?

2.如果该患者做手术,请分析其甲状腺可能有哪些主要的病理变化(肉眼和镜下)?

【知识拓展】

甲状腺危象

甲状腺危象又称"甲状腺风暴",是甲亢最严重的并发症。甲状腺危象的主要临床表现有高热、心动过速,可伴心房颤动或者心房扑动,厌食、恶心、呕吐、腹泻、大汗、休克,神情焦虑、烦躁、嗜睡或者昏迷,可合并肺水肿、黄疸、败血症等。甲状腺危象常危及生命,一经确诊,应积极采取抢救措施。如果诊断和抢救不及时,死亡率为 20%~50%,死因多为高热虚脱、心力衰竭、肺水肿、水电解质紊乱等。

【实践作业】

1. 实践项目　从甲状腺的病因谈甲状腺疾病的防治。
2. 实践目的　培养科学预防甲状腺疾病的意识,提升宣教实践能力。
3. 实践方案
(1) 深入社区,收集甲状腺发病人群有关信息,写出书面资料。
(2) 收集我国 20 世纪关于"大脖子病"的防治策略,谈谈这些策略的优点。
4. 实践报道或学生总结

【实验绘图】

绘出弥漫性非毒性甲状腺肿(胶质期)的镜下结构,并标注相关结构名称。

(孙彦宜)

项目二十七

传染病与寄生虫病

【导语】

传染病都是感染性炎症,都有特定的病原体,都有一定的传播途径,感染后可获得相应免疫。

【实验目的】

1. 掌握结核病的基本病理变化,原发性和继发性肺结核的病变特点及区别。
2. 掌握伤寒、细菌性痢疾、阿米巴痢疾、流行性脑脊髓膜炎、流行性乙型脑炎的病理变化及临床病理联系。
3. 熟悉肺外器官结核病的病变特点。
4. 了解血吸虫病的病理变化及临床病理联系。

【实验器材】

1. 光学显微镜和数码互动系统
2. 大体标本和病理组织切片　传染病与寄生虫病的大体标本和病理组织切片见表27-1。

表27-1　传染病与寄生虫病的大体标本和病理组织切片

大体标本	病理组织切片
原发性肺结核	
急性血行播散性肺结核	
急性干酪性肺炎	
局灶型肺结核	
浸润型肺结核伴急性空洞形成	
慢性纤维空洞型肺结核	血行播散型肺结核
肺结核球	
淋巴结结核	
肾结核	
附睾结核	
脊椎结核	

续表

大体标本	病理组织切片
肠伤寒髓样肿胀期	肠伤寒髓样肿胀期
肠伤寒溃疡期	
细菌性痢疾	结肠急性细菌性痢疾
流行性脑脊髓膜炎	流行性脑脊髓膜炎
	流行性乙型脑炎
阿米巴痢疾	结肠阿米巴痢疾
血吸虫性肝硬化	血吸虫病性肝硬化

【实验内容与方法】

(一)大体标本观察

1.原发性肺结核　标本为小儿右肺。在肺上叶下部、肋面胸膜下有一个圆形、直径约1 cm之干酪样坏死灶,大部分坏死物质已脱落,留下空洞,洞壁留有少许灰黄色豆腐渣样物质。肺门及支气管旁多个淋巴结肿大,约如玉米粒大小,均含有干酪样坏死物质。

2.急性血行播散型肺结核　标本为小儿肺的一部分,在肺表面及切面上见有许多大小一致的粟粒样的灰黄色结节,结节境界清楚,分布均匀,略高出于表面。

3.急性干酪性肺炎　标本为小儿肺脏,切面可见肺组织绝大部分已发生干酪样坏死,灰黄色。

4.局灶型肺结核　标本为成人右肺,在肺尖部有两处病灶,小者为圆形,直径0.5 cm,大者为椭圆形,2.0 cm×1.5 cm,境界清楚质实干燥,灰白色,系纤维化及纤维包裹的干酪样坏死灶。

5.浸润型肺结核伴急性空洞形成　标本为成人肺脏,肺上叶可见数处灰黄色干酪样坏死区。于肺尖部可见数个大小不等、形态不规则的空洞,系由于干酪样坏死溶解液化经支气管排出而形成。洞壁边缘不整齐,腔内尚有干酪样坏死物质残存。

6.慢性纤维空洞型肺结核　标本为成人肺脏,切面上右肺上叶可见一较大的厚壁空洞,境界清楚,直径约为2.0 cm,内壁有干酪样坏死物质残存,壁厚约0.5 cm,为增生的纤维组织。空洞下方的肺组织可有多个大小不一、新旧不等的病灶。空洞附近的肺组织发生纤维化,胸膜增厚。

7.肺结核球　标本为切除的部分肺组织,切面上可见一个2.5 cm×1.8 cm之病灶,境界清楚,病灶被纤维组织包裹,病灶内为干酪样坏死物质。

8.淋巴结结核　标本为数个肿大的淋巴结融合而成的肿块,大小为5 cm×5 cm×

3 cm，切面见淋巴结结构的破坏，被灰黄色干酪样坏死物质所占据。

9.肾结核　大体观察：肾体积增大，表面呈多数结节状隆起。切面上可见肾实质有大小不等的干酪样坏死灶坏死物质，多已脱落，形成大小不等的空洞。

10.附睾结核　标本为切除的附睾及睾丸组织。切面上可见大部分附睾组织已被结核病变所破坏，形成干酪样坏死物质。

11.脊椎结核　标本为脊椎。在胸椎部位，见数个椎体因坏死、破坏而塌陷，造成脊柱后凸畸形（驼背）。

12.肠伤寒髓样肿胀期　大体观察：回肠末端一段，黏膜面可见孤立淋巴小结和集合淋巴小结肿胀，隆起于黏膜表面。多个肿胀的孤立淋巴小结多为圆形，约如绿豆大小；一个肿胀的集合淋巴小结为椭圆形，2.1 cm×1.3 cm，表面凹凸不平，状似脑回，故称髓样肿胀。

13.肠伤寒溃疡期　大体观察：有两个肿胀的集合淋巴结由于坏死组织脱落而形成溃疡，溃疡为椭圆形，大小为 2.0 cm×1.2 cm，边缘整齐稍隆起，溃疡长轴与肠的长轴平行，其深度已达黏膜下层（图 27-1）。

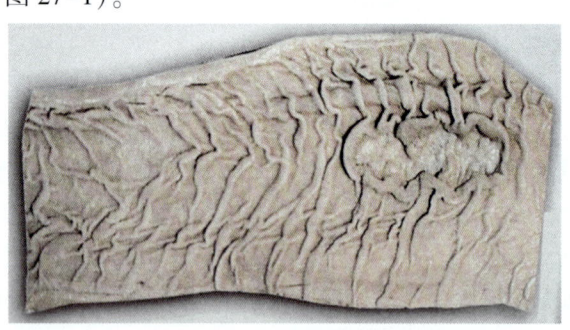

图 27-1　肠伤寒（溃疡期）

14.细菌性痢疾　标本为一段结肠，肠壁肿胀增厚。黏膜皱襞消失，黏膜面粗糙，有灰白色糠皮样假膜附着。有的假膜已脱落形成许多浅表溃疡，溃疡大小不等，形状不一，边缘不规则，呈地图状。有的部位伴有黏膜出血而呈灰黑色（图 27-2）。

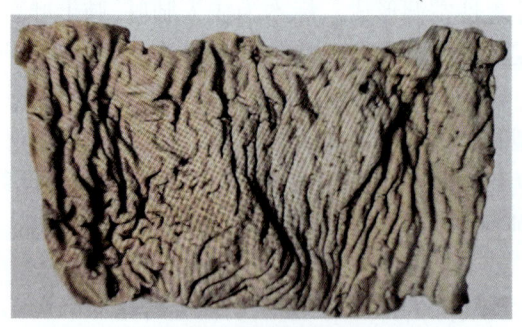

图 27-2　细菌性痢疾

15.流行性脑脊髓膜炎 大体观察:两侧大脑半球顶部,软脑膜上、蛛网膜下隙部位有黄白色脓性渗出物覆盖,致使脑表面混浊。脑膜血管显著扩张充血,脑回显著增宽,脑沟变浅、变窄,部分区域脑回、脑沟模糊不清。

16.阿米巴疾病(肠阿米巴病) 标本为结肠一段,在黏膜面上有许多大小不等的溃疡,呈圆形或椭圆形,边缘呈潜行性,口小底大似烧瓶状。溃疡之间的肠黏膜未见异常(图27-3)。

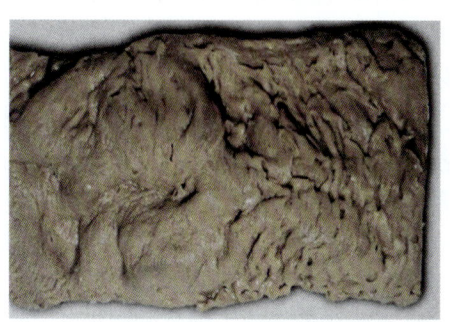

图27-3 阿米巴痢疾(结肠)

17.血吸虫病性肝硬化 大体观察:肝体积缩小,变形,变硬。表面起伏不平,有散在的浅沟纹,将肝划分为若干大小不等、形态不规则的微隆起区,使肝略呈分叶状,切面见大量增生的纤维组织,沿门静脉分支呈树枝状分布。肝脏颜色为土褐色,这是因血吸虫色素沉着的缘故。

(二)病理组织切片

1.急性血行播散型肺结核 低倍镜下可见肺组织中散在许多大小及结构均相似的结核结节。高倍镜下观察,结节中央为红染无结构的干酪样坏死物质(有的结节无干酪样坏死),其外围有多量密集排列的上皮样细胞(特点:细胞呈椭圆形、梭形或多角形,胞浆丰富、淡染、细胞边界不清;核呈椭圆形或鞋底状,染色质少、淡染)和朗汉斯巨细胞(特点:细胞体积巨大,形状不规则,胞浆丰富、染粉红色,细胞核数目多,呈马蹄状或环状排列于细胞周边,或聚集于细胞的一端),结节最外层有较多的淋巴细胞浸润(图27-4)。

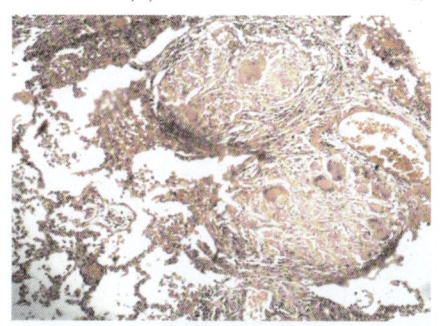

图27-4 肺结核

2.肠伤寒髓样肿胀期　镜下可见回肠黏膜及黏膜下层淋巴组织增生,黏膜面隆起,表面黏膜受压变薄,有些部位已坏死,结构模糊。淋巴小结原有结构消失,有较多单核细胞增生。增生的单核细胞体积较大,多呈圆形或椭圆形核,胞浆丰富,具有单个肾形或椭圆形核。有的单核细胞内吞噬有淋巴细胞、红细胞或细胞碎片,此种细胞称为伤寒细胞,由伤寒细胞聚集成的肉芽肿性病变,称为伤寒小结。

3.细菌性痢疾　镜下可见结肠黏膜浅表部分已坏死,坏死黏膜和渗出的纤维蛋白、中性粒细胞共同构成膜样物(即肉眼标本所见的假膜)。黏膜及黏膜下层明显充血水肿,甚至可见出血,并有弥漫的以中性粒细胞为主的炎细胞浸润。

4.流行性脑脊髓膜炎　低倍镜下见软脑膜血管扩张充血,蛛网膜下腔增宽、充满大量炎性渗出物,炎症细胞的浸润,沿软脑膜深入脑沟内。高倍镜下见渗出物以中性粒细胞为主,尚有纤维蛋白及少量淋巴细胞、单核细胞。脑实质除充血、水肿外,无明显病变。

5.流行性乙型脑炎　镜下观察脑实质可见以下四种改变。①部分地区神经细胞变性、坏死,仅留有红染、不见细胞核的胞浆质块,并可见散在的神经细胞卫星现象(少突胶质细胞围绕神经细胞)和噬神经细胞现象(小胶质细胞侵入神经细胞内)。②部分脑组织发生坏死,形成大小不等的软化灶。软化灶圆形、椭圆形或不规则形,淡染,结构疏松如泡沫状或筛状(亦称筛状软化灶)。③小血管扩张、充血,血管周围间隙增宽,内有以淋巴细胞为主的炎细胞呈袖套状浸润。④神经胶质细胞特别是小胶质细胞呈弥漫性或结节性增生,后者形成胶质结节。

6.阿米巴疾病(肠阿米巴病)　镜下可见溃疡壁及底部均为红染,无结构的坏死物质,溃疡周围之各层肠壁组织均有充血、水肿、单核细胞和浆细胞浸润,在坏死区域与邻近组织交界处,坏死组织及肌层内均可见大量阿米巴滋养体,滋养体为圆形或椭圆形,体积较单核细胞大,核小浆多,胞浆红染,其内可见被吞噬的红细胞或细胞碎片。滋养体胞膜清楚,与周围组织之间可见狭窄空隙。

7.血吸虫病性肝硬化　低倍镜下见汇管区因显著纤维化而增宽,其内有许多慢性虫卵结节。高倍镜下见结节中央为大量已钙化的虫卵或卵壳碎片,其周围有异物巨细胞、上皮样细胞、淋巴细胞,并有纤维组织包绕,形成肉芽肿性病变,其形态与结核结节相似,故称为假结核结节(图27-5)。

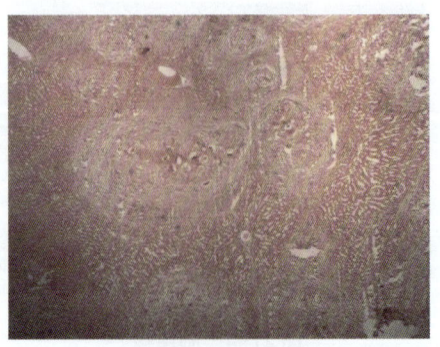

图27-5　肝血吸虫病

【知识拓展】

尊重科学　捍卫健康

1906年夏天,纽约的银行家华伦带着全家去度假,雇佣玛丽做厨师。8月底,华伦的一个女儿最先感染了伤寒。接着,华伦夫人、两个女佣、园丁和另一个女儿相继感染。他们消夏的房子住了11个人,就有6个人患病。房主深为焦虑,他想方设法找到了有处理伤寒疫情经验的专家索柏。索柏将目标锁定在了玛丽身上。他详细调查了玛丽此前7年的工作经历,发现7年中玛丽更换过7个工作地点,而每个工作地点都曾暴发过伤寒病,累计共有22个病例,其中1例死亡。于是,索柏想得到玛丽的血液、粪便样本,以验证自己的推断,但这非常棘手。索柏对此有过精彩的描述,他找到玛丽,"尽量使用外交语言,但玛丽很快就做出了反应。她抓起一把大权子,朝我直戳过来。我飞快地跑过又长又窄的大厅,从铁门里逃了出去"。因为,在她那个年代,"健康带菌者"还是一个闻所未闻的概念。她自己身体棒棒的,说她把伤寒传染给了别人,简直就是对她的侮辱。

最后,当地的卫生官员带着一辆救护车和5名警察找上门。这一次,玛丽又动用了大权子。在众人躲闪之际,玛丽突然跑了,后来,警察在壁橱里找到了她。5名警察把她抬进救护车,送进了医院,在检测中,发现玛丽的胆囊充满了伤寒杆菌,证实是健康带菌者,后被释放,条件是切除胆囊或永不做厨师。4年后,索伯在新一轮传染病暴发之前,在新泽西韦斯切斯县将再度找到了重操旧业的玛丽,终于如愿以偿地永远将她关进了北方兄弟岛。

玛丽一生中直接传播了52例伤寒,其中7例死亡,间接被传染者不计其数。上述说明传染源是多么可怕,找到传染源,阻断传播途径对于有效控制传染病是多么重要,尤其是当前新冠肺炎病毒传播。了解传染病的流行特点和有效控制是我们每一个医学生都应该关注的头等大事。尊重科学,捍卫健康,是医务工作者的责任!

【病例讨论】

病例一:患者,男,2岁半。发冷发热12天,随后抽搐,入院前4天出现昏迷。邻居有结核病患者。X射线见肺门淋巴结肿大,一侧肺中部有一结节状阴影,入院后经抢救治疗无效死亡。大体标本为小儿的肺脏,肺切面可见一侧肺上叶下部的肺膜下有一个黄豆大的干酪样坏死病灶,切面灰黄色,境界清楚。肺门淋巴结肿大切面呈干酪样坏死。

请分析讨论:

1.诊断是什么?

2.诊断依据有哪些?

病例二:患者,女,40岁,柳江县农民。咳嗽、盗汗、消瘦1年多,伴声嘶及下肢水肿半月余。

现病史:患者自诉去年3月份开始反复出现咳嗽咳痰,并不断加剧,伴有畏寒、发热、盗汗、胸痛、食欲下降等不适,严重时曾伴有咯血,量多达300 mL,咯血后症状加重。自行用药后症状无好转,至9月份出现腹痛、腹泻或便秘交替出现。今年2月份上述表现加重,并出现声音嘶哑、咽喉疼痛、吞咽困难、下肢水肿。

入院检查,体温38℃,红细胞$2.8×10^{12}/L$,白细胞$8×10^9/L$。慢性重病容,消瘦,贫血外貌,两肺满布湿啰音,腹部有压痛,X射线透视右肺上部大小不一的透亮区及斑片状阴影,痰抗酸杆菌检查阳性。

尸检记录

体重:37 kg;身长:165 cm。

一般检查:全身消瘦,苍白,两下肢凹陷性水肿。右胸气胸试验阳性。两侧胸腔脏层与壁层广泛纤维性粘连,两侧胸腔积液、腹腔积液各900 mL,呈淡黄色稍混浊。

喉及气管:黏膜水肿粗糙,有粟粒大小结节数颗,灰白色,镜下见干酪样坏死及结核结节。

肺脏:两肺膜粗糙,有纤维组织连于肺膜,肺膜厚薄不一,在增厚的右上肺膜下,有一厚壁空洞,右肺各肺叶可见散在大小不一的黄白色实变病灶,部分实质灶中可见较小的无壁空洞,肺上部的病变较明显。镜下见厚壁空洞壁内层为干酪样坏死物,中层为结核性肉芽组织,外层为纤维组织,周围肺组织纤维化,散在的黄白色实变灶镜下为大片红染无结构的干酪样坏死物,其周围肺组织有纤维素样物质及炎细胞渗出。抗酸染色可见红染杆菌。

肠:小肠中下段见十多处圆形成腰带状溃疡,其边缘不整呈鼠咬状,溃疡相应的黏膜面可见粟粒大小灰白结节,镜下见黏膜下层干酪坏死脱落,底部见结核结节。

其余脏器重量减轻。

请分析讨论:

1.本病例的病理诊断是什么?
2.在各器官的病变中,哪个是主要的?它们之间有何关系?
3.以病变来解释其临床表现。

【实践作业】

1.实践项目 结核病的防治宣教。
2.实践目的 培养科学预防结核病意识,提升宣教实践能力。
3.实践方案
(1)结合所学知识,制作结核病防治的宣传材料。
(2)进入社区,进行结核病防治的宣教和咨询。
4.实践报道或学生总结

【实验绘图】

绘出结核结节的镜下结构,并标注相关结构名称。

(张海林)

第三篇　常用实验技术

第二章

多元線性迴歸

项目二十八 尸体剖验

尸体解剖检查,简称尸检,是对死者进行全面病理学检查,其中包括法医尸体解剖和疾病患者的尸体解剖,本节重点介绍疾病患者的尸体解剖。

一、尸检的意义

尸检是医学院校病理学教研室和医院病理科常规工作的重要组成部分,是对患者疾病"盖棺定论"的总结,以期明确死者的主要疾患、伴随疾患和死亡原因。尸检对于验证患者生前临床诊断的正确性、总结临床诊断和治疗的经验、提高临床诊断和治疗水平具有重要意义。国内外经验表明,尽管临床化验和影像学检查手段有很大进步,但仍存在有 20%~30% 的患者临床主要疾患诊断错误。

尸检还为研究疾病的病因学、发病机制和疾病的转归提供系统的检查材料,是病理学研究不可替代的重要领域。在传染性非典型性肺炎流行期间,不少被临床扩大诊断的病例通过尸检得以排除便是例证。

尸检是医学生理论联系实际教学的重要手段,对于具体地观察疾病的病理变化、理解各个脏器病变的相互关系、掌握疾病的临床病理联系具有重要意义。从某种意义上来说,尸检诊断水平更能反映病理专业人员的业务水准。就尸检病例所进行的临床病理讨论会(clinical pathological conference,CPC)能使临床医生、病理医生和医学生从中受到教育而获益。

尸检也为维护医生和患者的正当权益、解决医疗纠纷和判断医疗事故责任提供重要依据。例如,一个 3 岁的男童早晨 8 点钟被送到幼儿园,9 点钟老师给每个小孩发一小包花生米,半小时后该男童发生气憋、呼吸困难和青紫,在送医院途中死亡。在进行尸检前家属和幼儿园老师都认为患儿是由于花生米误入气管造成窒息死亡。尸检发现,该男童患有原发性肺结核,气管旁淋巴结干酪性结核病灶侵蚀了气管壁,致干酪性坏死组织团块进入气管腔造成窒息死亡。通过尸检使幼儿园老师免受不白之冤,也给患儿家属一个满意的交代。

但是,目前国内的尸体解剖率很低,严重地影响着医学的进步。因此,应在全社会提倡移风易俗、尊重科学的良好风尚,同时也应提高临床医生和病理医生开展尸检工作的积极性和主动性。

尸检要对尸体的体表、体腔和脏器进行全面的肉眼和光学显微镜检查,应有详细的记录,必要时应辅以分子生物学、电子显微镜、细菌或病毒培养等手段。

尸检的根本目的是明确死者的主要疾患、伴随疾患和死亡原因。主要疾患是引起死亡的基础疾病,是直接死亡原因的根本所在。直接死亡原因常常是主要疾患的并发症。例如,脑出血常常是高血压病患者的直接死亡原因,心脏破裂和心包填塞可以是冠状动脉粥样硬化患者的直接死亡原因,内毒素中毒性休克是某些细菌感染患者的直接死亡原因。伴随疾患是与主要疾患无关的其他疾患,常常与直接死亡原因无关,在一些情况下也可能对死亡有一定的促进作用。

二、尸检的注意事项

尸检的受理必须遵照国家有关规定进行,死者亲属或代理人签署说明尸检有关事项的《死者亲属或代理人委托尸检知情同意书》,同意有关受理尸检机构对于死者进行尸检。受理尸检部门应是具备独立尸检能力的医院病理科、医学院校的病理学教研室,或经医政部门注册的病理诊断中心;尸检的主检人员应是接受过尸检训练、具有中级以上专业职称的病理医师或病理学教师,必要时邀请法医参与尸检;尸检的委托单位应逐项认真填写尸检申请书,包括死者的临床资料要点和其他需要说明的情况;主持尸检人员有权根据实际需要确定尸检的术式、范围、脏器或组织的取留,及其处理方式;尸检病理学诊断报告书可能提供死者所患的主要疾病和死因,难以做出明确结论时,可仅提交病变描述性尸检报告;尸检操作应在死者死亡 48 小时内进行,即使是冷冻尸体尸检操作也应在死者死亡 7 日内进行。

疾病的病理学诊断除了采用肉眼和普通病理组织学方法外,还可采用其他辅助方法(电子显微镜检查、免疫组织化学、核酸分子杂交、聚合酶链式反应、流式细胞术)协助疾病的病理学诊断。

(李　娜)

项目二十九 活体组织检查

一、活体组织检查的意义

活体组织检查简称活检,即用局部切取、钳取、细针穿刺、搔刮和摘取等手术方法,从活体内获取病变组织进行病理诊断。

首先,由于活检所取的组织新鲜,组织经固定后能基本保存其病变的原貌,有利于及时、准确地对疾病做出病理诊断,可作为指导治疗和判断预后的依据。其次,在临床对某些疾病进行外科手术时,根据病情需要可在手术进行中取病变组织作冷冻切片,进行快速病理学诊断,协助临床医生选择该疾病的最佳手术治疗方案。另外,在疾病治疗过程中,定期活检可动态了解病变的发展和评估新疗效。还有,活检可与一些新的技术方法相结合,如免疫组织化学、电镜观察和组织培养等,对疾病进行更深入的认识及诊断。因此,活检是目前诊断疾病广为采用的方法,特别是对肿瘤良、恶性的鉴别具有十分重要的意义。

二、活体组织检查的类别

根据开展活检的时间,活检可以分为术前活检、术中活检和术后活检。

1. 术前活检 是指在治疗性手术前或在放疗、化疗前所做的活检,一般是取一小部分病变组织,如果病变小或位于体表者,常常取全部病变。取到组织后进行病理活检,即按照甲醛固定、石蜡包埋、切片、HE 染色进行制片和染色。一般需 3 天左右才能发出诊断报告。

2. 术中活检 是指在治疗性手术或探查性手术进行当中所做的活检,一般在 20~30 分钟内完成定性诊断,以便指导手术如何进行。此类活检应用最多的是快速冷冻制片技术,用郼金固定新鲜标本,然后快速冷冻至 -18 ℃ 以下,及时进行切片和 HE 染色,进行光学显微镜下观测诊断,所以也称术中冷冻、快速冷冻或冰冻切片。

3. 术后活检 是指对治疗性手术切除的病变组织及相关的组织、器官进行较为全面的病理学检查。此类活检与术前活检不同的是,切除送检的常是全部病变并可伴有受累的或需要扩大切除的组织器官,以及所属的淋巴结等。

活体组织检查主要依据组织或细胞的形态变化来确定诊断,所以将标本材料进行妥善固定是一个首要条件。同时,要做出正确的病理诊断也必须由临床医生提供病人的临床资料(病史、症状及手术所见等)作为参考,所以送检时务必写出较详细的病历。现将病理检验申请单格式附在下面(表1)。

表1 病理检查申请单

病理编号:

病理学检查方法: □组织病理　□快速冰冻　□脱落细胞　□细针穿刺　□免疫组化　□分子病理

患者姓名:		性别:	年龄:	婚否:		职业:	
患者联系电话:			患者住址:				
送检医院:		科室:	住院或门诊号:		病室:		床号:

临床诊断:

病史及临床资料:
1. 临床病史及体征:

2. 手术所见:(肿物部位、形状、大小、硬度、与周围器官的关系、有无转移等):

3. 实验室检查:HIV(　)、HBsAg(　)、HBsAb(　)、HBeAg(　)、HBeAb(　)、HBcAb(　)、HCVAb(　)、梅毒抗体(　)、结核(　)、其他:

4. 既往病理检查所见结果:　□无　□有(检查医院:　　　检查日期:　年　月　日
病理编号:　　　　　病理诊断:　　　　　　　　　　　　　　　　　　　　　　)

5. 月经史:初次(　　　),周期(　　　　),经期(　　　),经量(　　　),
末次(　　　):激素类药物治疗　(有/无):

送检标本(体液/组织标本)或材料(细胞涂片/组织切片/蜡块)情况

序号	标本或材料名称/采集部位	数量	序号	标本或材料名称/采集部位	数量
①			④		
②			⑤		
③			⑥		

送检医师:	医生联系电话:	送检日期:	年　月　日
标本离体时间:	年　月　日时分	标本固定时间:	年　月　日时分
标本接收时间:	年　月　日时分	病理科验收标本者签名:	

注:1.冰冻切片请于手术前一天将申请单送到病理科;
2.对标本检查如有特殊要求务请注明;如需保留标本也请注明:

三、病理诊断常用表述

虽然病理诊断是确诊疾病最可靠的手段,但是其也具有一定的局限性。病理医师应用病理学知识、相关技术和个人专业实践经验,对上述临床送检的标本进行全面仔细检查,并且需要结合有关临床资料,经过综合、全面地分析,才能做出有关疾病的诊断。病理学诊断表述可分为如下四种类型。

1. Ⅰ类表述　大部分的病理标本能获得明确诊断,尤其是手术切除标本。只要活检标本取材部位准确且组织无烧灼、挤压等人为损伤,或者组织块较大、病变较典型,都能获得明确的诊断。这类明确的诊断是指导临床制定治疗方案的依据,如"急性蜂窝织炎性阑尾炎""皮下脂肪瘤""甲状腺乳头状癌""肺鳞状细胞癌""结肠中分化腺癌"等。

2. Ⅱ类表述　当病变不典型或处于交界性状态,或由于送检标本不理想,例如组织太小、严重挤压、烧灼伤、取材部位不够准确时,往往无法做出明确、肯定的诊断。这类诊断通常在诊断病变名称前冠以"符合""考虑""倾向""提示""怀疑""不能除外"等提示词,如"考虑为非霍奇金淋巴瘤,建议做免疫组化染色进一步明确""诊断不能除外低分化腺癌,请进一步结合临床"等。

此类病例通常应结合临床其他检查结果,并附以进一步辅助诊断项目检查,如组织化学、免疫组织化学、分子检测等,通过综合分析或采取重复检查、活检等措施,大多能做出明确的诊断。

3. Ⅲ类表述　即是描述性诊断,因送检标本检查不足以诊断某种疾病,病理医师需要对此病理标本作描述性诊断,如"送检穿刺标本为纤维脂肪组织,其内见少许淋巴细胞浸润""送检为少许增生鳞状上皮成分,未见特征性病变,结合临床再取材送检"。此类病例需要重取活检明确诊断。

4. Ⅳ类表述　不能诊断,因送检标本过少、挤压、烧灼、自溶、干涸或组织处理不当等无法做出病理诊断,部分情况可建议再送检。

四、病理诊断报告书形式

病理诊断报告是判断肿瘤性质的"金标准",即是回答临床医生病情究竟如何。根据病理诊断报告,医生制定具体治疗方案和用药方案。因此,了解病理报告的内涵至关重要。下列两种形式可供参阅学习。

(1)活检的病理报告相对简单,除了简单的定性,如是不是癌,何种类型的癌(表2),有时也会有一个免疫组织化学的报告(或附上免疫组化检测说明)。

(2)术后的病理报告:手术后的标本会出一个更为详细的大病理报告,结合具体包括肿瘤组织形态、肿瘤性质、肿瘤大小、淋巴结转移情况、组织学分级、病理分期、免疫组化结果、分子分型(表3)等。临床医生再根据大病理报告决定后续的治疗方案。

表2 病理诊断报告书

标本条码：	医院： （病理科）	病理号：
病人姓名：	科 室：	门诊/住院号：
性 别：男	房/床号：	申请医生：
年 龄：58 岁	接收时间：2016-11-24 18:23:53	医生电话：
项目名称：远程数字化病理会诊诊断		患者电话：
送检材料：鼻咽肿物		
临床诊断：NPC		

大体描述：
直径0.6cm碎组织一堆，全取。

镜下描述（主要病变）：

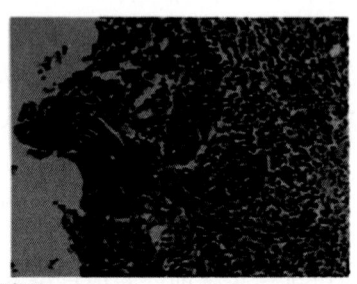 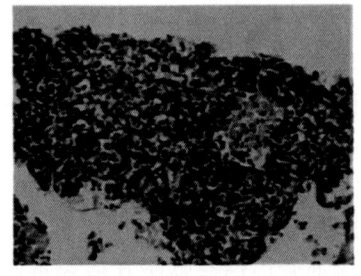

诊断意见：
鼻咽部，活检：
恶性肿瘤，考虑未分化非角化癌。建议加做免疫组化CK、S100、LCA及EBER协诊。

表3 胃癌切除术病理诊断报告

病理号：_____ 姓名：_____ 性别：_____ 年龄：_____ 病房：_____

诊断结果：

> 建议：
> 包括：部位，肉眼分型，组织类型，分级，浸润深度，切除面和两端切线，淋巴结等

预后因素：

> 术式：近端胃大部（部分食管）切除/远端胃大部（部分十二指肠）切除/全胃（部分食管及十二指肠）切除术
> 肿瘤位置：贲门/胃底/胃体/胃窦，大弯/小弯/前壁/后壁
> 大小：面积_____cm×_____cm，厚_____cm
> 肉眼类型：早期：隆起型/表浅型/凹陷型）
> 　　　　　进展期：息肉型或蕈伞型/（局限、浸润）溃疡型/（局限、弥漫）浸润型
> 组织类型：　腺癌（高分化/中度分化/低分化）
> 　　　　　　NOS/粘液性/印戒/其他
> 癌前病变类型：低级别上皮内肿瘤/高级别上皮内肿瘤/不确定
> 　　　　　　　肠化 无/有，大肠化/小肠化（完全、不完全）
> 　　　　　　　胃炎 浅表/萎缩（轻、中、重）
> 浸润深度：无浸润（Tis）/至粘膜固有层、粘膜肌层或粘膜下层（T1）/
> 　　　　　至固有肌层（T2）/至浆膜下层（T3）/侵透浆膜层，浸润到邻近器官（T4）
> 穿孔：　　　有/无
> 梗阻：　　　有/无
> 脉管浸润：　淋巴管（N=____），血管（N=____），壁内/壁外
> 周围神经浸润：有/无
> 边界：　　　未侵犯：>5cm/近端____cm/远端____cm
> 有侵犯：近端/远端
> 淋巴结个数：一组___/___个，二组___/___个，三组___/___个，
> 　　　　　　四组___/___个，五组___/___个，六组___/___个，
> 　　　　　　另送　　 ___/___个　　　　　　　　（pNx/pN1/pN2/pN3）
> 免疫组化：HER2（　　　）
> 分子病理检测：基因扩增 HER2-neu（IHC: -/1⁺/2⁺/3⁺　　FISH: -/+）

诊断医师：　　　　　　　报告日期：

（刘安丽）

项目三十 细胞学检查

细胞病理学检查是指对病变部位自然脱落、刮取或穿刺获取的细胞进行涂片检查，以便对疾病做出定性诊断，可为临床医师诊断疾病，尤其是肿瘤性疾病提供重要参考依据。细胞病理学检查对患者损伤小或无损伤、价格便宜、出结果快、常常有较高的阳性率是其优点，更适合于大规模防癌普查。

质量好的细胞制片要做到厚薄适当、细胞分布均匀、无细胞变形。近年来，液基薄层细胞制片方法得到较广泛的应用，可有效去除黏液，保存有效细胞。细胞制片一般用95%的乙醇固定，细胞制片染色最基本的是巴氏染色，也可用HE染色。血液、骨髓细胞的染色常用瑞氏-吉姆萨染色。

一、细胞病理学检查的类型

1. 脱落细胞学　对病变部位自然脱落的细胞进行涂片检查，包括痰液、乳头溢液或尿液等。通过脱落细胞学可以明确涂片中是否有肿瘤细胞、炎症细胞的类型和其他类型细胞等。

2. 组织印片　手术切除的新鲜组织直接印迹于载玻片，染色后进行细胞学检查。该检查可以更好地观察星形胶质细胞瘤的突起、淋巴瘤等肿瘤细胞的形态。

3. 穿刺细胞学　穿刺细胞学是指通过粗针或细针吸取体腔积液、脑脊液、囊肿的囊液、体表或内脏实体肿瘤的细胞进行细胞学检查，穿刺可直接进行，也可在B超或CT引导下进行。目前通过细针穿刺获取细胞学标本得到了越来越广泛的应用，称为细针吸取（fine needle aspiration cytology，FNA）细胞学。FNA技术所采用的穿刺针的外径为0.6~0.9 mm，在负压下吸取细胞、涂片进行细胞学检查，主要适应证通常为乳腺、甲状腺、涎腺、淋巴结、前列腺、皮下软组织和骨等浅表组织肿物的诊断。

4. 刮取和刷取细胞学　通过子宫颈刮取细胞涂片检查不仅对子宫颈癌的诊断具有重要意义，还可以进行激素水平判定，对HPV感染也有提示作用。支气管镜下进行的刷取细胞学可协助诊断肺癌。

二、细胞病理学切片的制作

（1）细胞病理学诊断申请单的填写及标本的验收、编号和登记与常规病理组织学诊断的过程相同。用于细胞学检查的标本必须新鲜，应在取材后尽快进行涂片和染色。

(2)将检材涂布于载玻片的右(或左)2/3处,另1/3部位粘贴标签。单向涂布检材,避免细胞变形。均匀涂布检材,涂片厚薄适当。红细胞过多的涂片,可酌情进行溶解红细胞的处理。

(3)临床上常采用棉签或针头将标本单向、均匀地涂抹于载玻片上的涂抹法;一滴检材置于一张载玻片上,再用另一张载玻片叠加其上并予轻压,将两张载玻片朝反向拉动,从而获得两张涂片的拉片法;将一滴检液置于载玻片的右端,再用另一张窄边、光滑的载玻片作为推片,以与滴液载玻片呈40°夹角自右向左匀力推动检液,形成涂片的推片法。近年来,自动化的液基细胞涂片已广泛应用于临床。

三、细胞病理学诊断表述的基本类型

通过各种方式采集的细胞学标本经细胞学技术制作成细胞涂片,染色后在显微镜下观察诊断。受标本来源、处理过程、病理医师经验等因素的影响,细胞病理学检查结果的表达方式有以下两种类型。

1. 直接表述性　诊断适用于穿刺标本的细胞病理学诊断报告。根据形态学观察的实际情况,对于某种疾病/病变做出肯定性(Ⅰ类)、不同程度意向性(Ⅱ类)细胞学诊断,或是提供形态描述性(Ⅲ类)细胞学诊断,或是告知无法做出(Ⅳ类)细胞学诊断。

2. 间接分级性诊断　用于查找恶性肿瘤细胞的诊断,可分为:①Ⅰ级:未见恶性肿瘤细胞;②Ⅱ级:查见核异质细胞,细分为Ⅱa(轻度核异质细胞)和Ⅱb(重度核异质细胞);③Ⅲ级:查见可疑恶性肿瘤细胞;④Ⅳ级:查见高度可疑恶性肿瘤细胞;⑤Ⅴ级:查见恶性肿瘤细胞。

附:病理实验室生物安全

病理学实验室是开展临床病理诊断和病理学实验的重要场所,所接触的生物学标本都具有潜在的病毒、细菌及有害物质感染和传播的可能性,在标本固定、制片过程中也会运用到各种有毒、有害化学物品,因此,病理学实验室生物安全是从事病理临床工作和实验室工作人员必须掌握和熟悉的内容。

(1)自我防护意识。要养成和重视工作区域安全防护的习惯,处理任何标本和使用器具时都要小心,保护自身安全。在各项工作起始阶段和结束阶段都要采取必要的清洗、消毒措施。

(2)使用过的器具应有专门的消毒和保存容器,专人负责,检材剩余的标本除按规定保存外,应与一次性用具、废液一起弃入标有生物危害标志的专用容器,并由专人负责处理,标本和废液应由有资质的专业部门进行回收处理。

(3)工作区域应有较好的通风设施,并定期进行专业的空气质量检测。从事病理实验室工作的人员需定期体检。

(李　娜)

项目三十一 常规病理学技术

一、病理学组织切片制备及染色技术

(一) 常规石蜡切片的制备

1. 取材与固定　切取组织时应使用锋利的刀剪,切取组织块时,从刀的根部开始向后拉动切开组织。组织块的厚度为 0.2~0.3 cm,大小为 1.5 cm×1.5 cm×0.3 cm 为宜。取好的组织块用10%中性甲醛溶液固定24~48小时。

2. 包埋　先经梯度乙醇脱水后用二甲苯透明,然后入熔融的石蜡中浸透,每次30分钟,共3次,再包埋。

3. 切片　包埋好的石蜡块即可进行切片,切片的厚度为 5 μm 左右。

(二) 苏木精-伊红(hematoxylin and eosin,HE)染色方法

(1) 脱蜡:主要用二甲苯脱蜡。

(2) 梯度乙醇水化。

(3) 自来水冲洗。

(4) 苏木精染色:切片放入苏木精染液中浸染 5~20 分钟,染细胞核。自来水冲洗 3~5 分钟。

(5) 1%盐酸乙醇分化 5~30 秒。自来水冲洗 1~3 分钟。

(6) 弱碱性水溶液返蓝 30 秒~1 分钟。自来水充分冲洗 5~10 分钟。

(7) 伊红染色:切片放入伊红染色液中,染细胞质 5~15 分钟。

(8) 梯度乙醇脱水。

(9) 二甲苯透明。

(10) 中性树胶封片。

二、组织化学及免疫组织化学技术

(一) 组织化学(histochemistry)

组织化学一般称为特殊染色,基本原理是通过应用某些能与组织细胞化学成分特异性结合的显色试剂,定位地显示组织细胞的特殊化学成分并保持原有的形态学改变,对

一些代谢性疾病的诊断具有一定的参考价值。通过光镜或电镜观察,可以检测组织切片内的蛋白质、糖类、脂类、酶类、核酸与某些金属元素等。

1.过碘酸雪夫氏染色(periodic acid-schiff stain,PAS 染色)　过碘酸是一种氧化剂,它能氧化糖类及有关物质中的 1,2-乙二醇基使之变为二醛,醛与 Schiff 试剂结合形成红色的取代色素而得到定位。PAS 染色显示糖原、中性黏液物质、基底膜、软骨等物质,是广泛应用的染色方法。在肾小球肾炎时 PAS 染色可显示基底膜和系膜区的改变。染色步骤:①切片按常规脱蜡水洗,再用蒸馏水洗涤;②0.5%~1%过碘酸水溶液氧化 5~10 分钟;③蒸馏水充分洗涤,至少 3 次;④Schiff 试剂染 10~30 分钟;⑤倾去染液后,直接用亚硫酸冲洗液处理切片 3 次,每次 2 分钟,以达到分化的目的;⑥自来水冲洗 5~10 分钟,使之显现出红色,然后蒸馏水洗 1 次;⑦明矾苏木精染核,自来水充分洗涤;⑧95%乙醇及无水乙醇脱水,二甲苯透明,中性树胶封固。

结果判定:PAS 阳性物质呈鲜紫红色,其他组织淡粉红色,细胞核呈浅蓝色。

2.结缔组织的染色方法　一般所说的结缔组织是指纤维性结缔组织,其结构特点是细胞间质内基质外含有较多的纤维成分,主要是胶原纤维、弹性纤维和网状纤维,下面仅简述这三种纤维的染色方法。

(1)Mallory 三色染色法:常用于判定多种组织、器官的病变程度及修复情况,区分肿瘤组织中的纤维成分与平滑肌。

染色步骤:①中性甲醛液固定组织,石蜡切片,常规脱蜡至水;②切片入重铬酸钾液浸染 10 分钟;③蒸馏水冲洗 2 分钟;④酸性复红液浸染 2 分钟,蒸馏水稍洗;⑤苯胺蓝液染 20 分钟,95%乙醇快速分化;⑥直接用无水乙醇脱水,二甲苯透明,中性树胶封固,自来水冲洗 3~5 分钟。

结果判定:胶原和网状纤维呈蓝色。

(2)Van Gieson 苦味酸酸性复红法:可以显示组织、器官的损伤、修复及硬化情况,特别适用于鉴别肿瘤组织中的胶原纤维与平滑肌纤维,可为诊断提供重要依据。

染色步骤:①组织切片按常规脱蜡水洗;②Weigert 苏木素液染细胞核 5~10 分钟;③自来水充分洗涤数分钟;④显微镜检查细胞核的着色程度,过深可用 0.5%盐酸乙醇分化;⑤自来水洗至变蓝后,用蒸馏水洗;⑥Van Gieson 液染 1~5 分钟;⑦倾去染液,直接用 95%乙醇分化和脱水;⑧用无水乙醇脱水,二甲苯透明,中性树胶封固。

结果判定:胶原纤维呈深粉红色,肌纤维、胞质及红细胞呈黄色,细胞核呈棕黑色或蓝黑色。

(3)网状纤维染色—Wider 染色法:可以用来显示病变组织网状支架的破坏情况。特别是在肿瘤病理诊断中,网状纤维染色对于鉴别来源于上皮组织和间叶组织的恶性肿瘤具有重要价值。

染色步骤:①组织切片脱蜡至水;②切片入 10%磷钼酸染 2~5 分钟,蒸馏水冲洗 5 分钟;③1%硝酸铀染 5 秒,蒸馏水冲洗 10 秒;④氧化银溶液染 5~10 分钟;⑤95%乙醇速洗,1~2秒;⑥还原液还原1~2秒,落馏水冲洗2分钟;⑦0.2%氯化金调色2~20秒,蒸馏水冲洗5分钟;⑧入5%硫代硫酸钠2分钟,蒸馏水冲洗2分钟;⑨核固红染细胞核5~10分钟,水稍洗;⑩常规无水乙醇脱水,二甲苯透明,中性树胶封固。

结果判定:网状纤维呈黑色,细胞核呈红色。

3.脂肪的染色方法　脂肪染色常用脂溶性色素,如苏丹Ⅲ、苏丹Ⅳ、油红O等。这类染料既能溶于有机溶剂(如乙醇、丙酮)内,又能溶于脂肪内。由于该类染料在脂质中溶解度较大,染色时染料便从染液中转移到被染的脂质中去,使脂质呈染液的颜色。它主要用于显示组织脏器的脂肪变性和类脂质的异常沉着。

苏丹Ⅲ(Ⅳ)染色方法:①冰冻切片用70%乙醇漂洗,不超过30秒;②切片入苏丹Ⅲ(Ⅳ)染液中3~15分钟或延长至1小时;③50%~70%乙醇分化,直至洗去切片上的浮色为止,蒸馏水洗;④用稀释1倍的明矾苏木精浅染核1分钟或稍长;⑤用滤纸将切片及周围的水分吸干;⑥用甘油或甘油明胶封固。

结果判定:脂肪呈黄色或橘红色,细胞核浅蓝色。

(二) 免疫组织化学

免疫组织化学是指应用免疫学和组织化学的原理,利用抗原抗体特异性结合反应对组织、细胞中的特定抗原(或抗体)进行定位、定量、定性的一种染色技术。它具有较高的敏感性和特异性,特点是将形态学改变与功能、代谢变化结合起来,直接在组织切片、细胞涂片或培养细胞玻片上定位一些蛋白质或多肽类物质的存在,并可精确到亚细胞结构水平,利用计算机图像分析系统或激光共聚焦显微镜技术等可对被检物质进行定量分析。常用标记物主要有荧光、酶、免疫金及铁等。

IHC可用于各种蛋白质或肽类物质表达水平的检测、细胞属性的判定、淋巴细胞的免疫表型分析、细胞增殖和凋亡的研究、激素受体和耐药基因蛋白表达检测,以及细胞周期和信号传导的研究等。

染色步骤:①石蜡切片脱蜡至水,放入二甲苯中脱蜡后,梯度乙醇至水化;②3%H_2O_2室温育5~10分钟,以消除内源性过氧化物酶的活性;③蒸馏水冲洗,PBS浸泡5分钟(如需采用抗原修复,可在此步后进行);④5%~10%正常山羊血清(PBS稀释)封闭,室温孵育10分钟,倾去血清,冲洗,滴加适当比例稀释的第一抗体或即用型第一抗体,37℃孵育1小时或4℃过夜;⑤PBS冲洗,5分钟×3次;⑥滴加适当比例稀释的生物素标记二抗(1%BSA-PBS稀释)或滴加生物素标记二抗工作液37℃或室温孵育10~30分钟;⑦PBS冲洗,5分钟×3次;⑧滴加适当比例稀释的辣根酶标记链霉卵白素(PBS稀释)或辣根酶标记链霉卵白素工作液,37℃或室温孵育10~30分钟;⑨PBS冲洗,5分钟×3次;⑩显色剂显色(DAB或AEC);⑪自来水充分冲洗,梯度乙醇脱水,二甲苯透明,苏木精复染,中性树胶封片。

结果判定:在光镜下,阳性细胞显示出棕褐色(DAB)或鲜红色(AEC)。

(徐海瑛)

参考文献

[1] 李继承.组织学与胚胎学实验指导.北京:人民卫生出版社,2021.
[2] 李继承,曾园山.组织学与胚胎学.第9版.北京:人民卫生出版社,2020.
[3] 吴建清,徐冶.人体解剖学与组织胚胎学.第8版.北京:人民卫生出版社,2019.
[4] 高洪泉,乔跃兵.正常人体结构.第4版.北京:人民卫生出版社,2020.
[5] 吕正梅.组织学与胚胎学实验指导.合肥:中国科学技术大学出版社,2018.
[6] 魏丽华,苏衍萍,崔海庆.组织学与胚胎学实验指导和图谱.第2版.上海:上海科学技术出版社,2012.
[7] 陈志伟,梁军,王景霞.组织学与胚胎学实验教程.第2版.北京:北京大学医学出版社,2010.
[8] 全宏勋.组织学与胚胎学.医学遗传学.病理学实验指导.上海:第二军医大学出版社 2016.
[9] 唐军民张雷.组织学与胚胎学.第2版.北京:北京医科大学出版社,2009.
[10] 赵旭明.黑色素瘤的诊疗进展[D].河北医科大学,2018.
[11] 毛爱迪,陈爱军,王萍.恶性黑色素瘤治疗最新研究进展[J].重庆医学,2021,50(20):3581—3585.
[12] 陈振文,杨美玲.病理学与病理生理学.第4版.北京:人民卫生出版社,2021.
[13] 徐云生,张忠菊.病理学与检验技术.北京:人民卫生出版社,2021.
[14] 全国卫生专业技术编写委员会.病理学技术.北京:人民卫生出版社,2021.
[15] 张忠,王化修.病理学与病理生理学.第8版.北京:人民卫生出版社,2020.
[16] 李玉林.病理学.第9版.北京:人民卫生出版社,2018.
[17] 步宏,李一雷.病理学.第9版.北京:人民卫生出版社,2018.
[18] 王连唐.病理学.第3版.北京:高等教育出版社,2018.
[19] 陈振文,杨美玲.病理学与病理生理学.第4版.北京:人民卫生出版社,2018.
[20] 李萍,雷久士.病理学实验指导.第3版.北京:科学出版社,2017.
[21] 付莉,江桃桃.病理学与病理生理学.北京:人民卫生出版社,2017.
[22] 姜文霞,宋伯根.病理解剖学实验指导.上海:同济大学出版社,2016.
[23] 张志刚,朱红光.病理学.上海:复旦大学出版社,2016.
[24] 陈杰,周桥.病理学.第3版.北京:人民卫生出版社,2015.
[25] 来茂德,申洪.病理学.北京:高等教育出版社,2015.
[26] 李玉林.病理学实习指导.北京:人民卫生出版社,2015.
[27] 王恩华.病理学.第3版.北京:高等教育出版社,2015.

[28] 赵时梅,韦丽华.病理学与病理生理学实验与学习指导.西安:第四军医大学出版社,2015.
[29] 李玉林,卞修武.病理学.北京:人民军医出版社,2014.
[30] 刘彤华.诊断病理学第3版.北京:北京大学医学出版社,2013.
[31] 孙保存.病理学.第2版.北京:北京大学医学出版社,2013.
[32] 文彬,刘钧,李祖茂.病理学实验指导与考试指南.北京:科学出版社,2012.
[33] 杨延桐.医学形态学实验指导组织与病理学分册北京:人民卫生出版社2011.
[34] 翟启辉,周庚寅.病理学(《Robbins基础病理学》,第8版,英文改编版).北京:北京大学出版社,2009.
[35] 宋印利,姚海涛.病理解剖学实验教程.北京:北京大学医学出版社,2010.
[36] 穆实.病理学实验教程.北京:北京大学医学出版社,2010.
[37] 王蓬文,徐军全.病理学.北京:高等教育出版社,2009.